On me dit de l'emmener chez l'orthophoniste

«C'est la vie aussi»
Collection dirigée par Bernadette Costa-Prades

Nadira Anacleto
Sylvie Baussier

On me dit de l'emmener chez l'orthophoniste

Est-ce vraiment nécessaire ?

Albin Michel

Introduction

« On » vous a conseillé d'emmener votre enfant chez l'orthophoniste. Mais qui se cache derrière ce « on », au juste ? Un professeur, un parent d'élève avec qui vous bavardez à la sortie de l'école, un membre de votre famille ? Certaines personnes imaginent que l'orthophonie est une sorte de remède miracle. Que l'enfant articule mal à 3 ans, qu'il ne lise pas couramment au second semestre du CP, qu'il fasse des fautes d'orthographe alors qu'il va entrer en 6e... Vite, chez le spécialiste ! Peut-être est-ce nécessaire, peut-être pas.
Pourquoi cette précipitation, qui s'apparente à une « mode » ? Trois facteurs au moins entrent en ligne de compte. D'abord, la pression sociale est écrasante car l'écrit, dans notre société, est au centre des savoirs. À peine l'enfant entré à la « grande école », on voudrait qu'il sache lire le plus vite possible : on s'inquiète pour son avenir. Et s'il ratait ses études ? S'il se retrouvait au chômage ? Pourtant il est tout juste au CP !
La deuxième pression vient des familles elles-mêmes. Aujourd'hui, on a peu d'enfants et l'on voudrait donc qu'ils soient parfaits ! Depuis une dizaine d'années, dès

qu'un enfant a de petits problèmes d'articulation, sitôt qu'il bute sur quelques mots, les parents exercent sur lui une pression très importante, ce qui n'arrange pas les choses, bien au contraire.

L'école s'en mêle aussi, parfois un peu trop tôt : dès la moyenne section, on conseille l'orthophoniste, par précaution, par peur de passer à côté d'un problème grave.

Une chose est sûre : il ne faut pas confondre le suivi orthophonique avec des cours particuliers de français ou de mathématiques. En effet, il ne s'agit pas d'avoir de meilleures notes au prochain contrôle, mais d'améliorer les outils de la communication avec autrui, autant à l'oral qu'à l'écrit, pour que l'enfant puisse se réaliser et avoir pleinement l'avenir devant lui.

Parfois, la bienveillance et le soutien des parents suffisent à sortir leur enfant de ses soucis passagers. Parfois, un suivi orthophonique s'impose. Si votre enfant est en souffrance, il aura la chance, à travers ses séances, de retrouver le plaisir de communiquer et ainsi d'améliorer les outils propices à la communication. Ce serait une grave erreur de l'en priver.

Chapitre 1

Comment la parole vient-elle à l'enfant ?

La petite enfance est le temps des premières fois : premier regard, premier sourire, premier gazouillis... Et puis, un jour, le premier mot, tant attendu. Vous vous en souvenez sûrement : sans crier gare, bébé a lancé « papapa » et vous avez aussitôt reconnu « papa ». Un beau cadeau de la part de ce bout de chou âgé d'à peine 1 an !

Dans le ventre déjà...

Bien avant sa naissance, le bébé commence à préparer son ouïe et les organes dont il aura besoin pour communiquer plus tard par la parole : il remue les lèvres, il avale et rejette du liquide amniotique comme il le fera plus tard avec l'air, il peut sucer son pouce... De plus, il bouge dans votre ventre, et vous interprétez alors ce que vous ressentez : « Qu'est-ce qu'il est énervé, ce soir, j'ai dû boire trop de café... » ou bien : « Il est calme, je suis sûre qu'il aime la musique classique », ou encore : « Il n'arrête pas de donner des coups de pied, il va être aussi fatigant que l'aîné ! » En un mot, vous le faites déjà exister dans votre imaginaire, même si, à sa naissance, vous devrez vous adapter à ce qu'il est vraiment. Votre bébé entend, surtout la voix maternelle – par résonance – et les voix familières, comme celle de son père, ainsi que les bruits ambiants : télévision allumée à longueur de journée, bruits de machines ou ambiance feutrée selon votre environnement. La nuit : repos, calme plat. Ces alternances, associées à vos mouvements et à vos humeurs fluctuantes, sont perçues globalement. C'est ce que l'on le suppose, en vérité, car on est très loin de tout savoir au sujet de ce qui se passe *in utero*, en particulier quant à tout ce que l'enfant peut capter de l'extérieur.

Communication à l'air libre

À la naissance, l'enfant respire et crie, donnant de la voix dès qu'il se présente au monde ! Selon les cas, c'est une future « Castafiore », ou un bébé discret et tranquille.

Certains émettent des cris à longueur de journée, ce qui épuise les parents, inquiets : pourquoi pleure-t-il? Il s'agit bien d'un début de communication, auquel sa mère tente de répondre. Elle s'interroge : « Ai-je bien compris son message ? » Ses besoins tournent essentiellement autour du gîte et du couvert. Mais très vite, il exprime aussi ses états d'âme : besoin irrépressible d'être câliné dans vos bras, spleen à la tombée de la nuit, petit cauchemar nocturne, grosse colère si le biberon a du retard, etc. On voit que la communication part de la satisfaction, ou non, des besoins vitaux, et votre bébé va vite grimacer ou sourire pour vous mettre sur la bonne voie : il communique !

Récapitulons. Il respire : c'est le « souffle qui permet la parole ». Il crie, gazouille puis se tait : c'est l'alternance entre silence et parole, qui initie la communication. Vous cherchez à comprendre, vous échangez avec lui des regards pleins d'intensité : les échanges visuels et auditifs du dialogue se mettent en place. Il vous répond en souriant, en se tortillant, en hurlant de plus belle, ou en se cambrant dans vos bras : il essaie de se faire comprendre avec les postures de son corps, sa voix, ses mimiques. Il ne lui manque plus que la parole !

Et il va bientôt s'y exercer chaque jour. Entre 2 et 5 mois, il s'essaie aux vocalises, auxquelles vous répondez spontanément. Et un jour, il éclate de rire, confirmant qu'il entre dans la communauté des humains. En général, entre 4 et 6 mois, il se met à babiller, ce qui est plus élaboré. En effet, il retient uniquement les sons de sa langue maternelle : il n'a pas besoin de répéter la *jota*, le (j) guttural espagnol, si vous êtes de souche auvergnate. Il attrape les rythmes, les accents et les tonalités de votre langue, que ce soit le dialecte piémontais ou le tamoul. Il lui faut donc s'entraîner d'arrache-pied pour mettre au point la «musique» avant d'y placer des mots.

Des mots qui fusent

Tout ce travail attentif lui permet de prononcer un beau matin «papapa» ou «tacha» à un moment approprié, et vous interprétez, ému : «Il veut voir son père!», ou : «Il reconnaît sa grande sœur Tatiana!». La grande aventure du langage, inséparable de la communication, est lancée!
À partir de 14 mois, le bébé utilise un mot ou une ébauche de mot d'une façon spécifique : «che», quand il voit le chat ou toute bête à quatre pattes, «Papa», quand il veut être pris dans les bras par son héros de père.
Nouvelle prouesse, à 17 mois pour les précoces, il associe deux mots, soit un verbe et un nom, soit un adjectif et un

nom, pour corser le message : «Tacha pati», car il a noté que sa grande sœur Tatiana met son manteau pour sortir, ou bien : «Pas beau toutou», pour vous signifier son inquiétude devant le gros chien qui frôle sa poussette. C'est qu'il se souvient d'avoir été effrayé par les aboiements du labrador de Mamie. Il fait donc des associations. Il vous comprend, aussi. Depuis l'âge de 9 ou 10 mois, il saisit votre «non» désapprobateur quand il s'approche à quatre pattes de la chaîne stéréo. Puis, à 15 ou 16 mois, le voici déjà capable de répondre à un ordre simple : «Mets tes chaussons» ou : «Donne moi la cuillère».

Dans un premier temps, il utilise ce que les spécialistes appellent des «protomots», c'est-à-dire des mots qui veulent dire plusieurs choses, parce qu'il a bien plus de choses à exprimer que de vocabulaire : «Talou» veut dire «yaourt» mais aussi «dessert» et «réfrigérateur», parce que tous ces desserts qu'il adore s'y trouvent !

Il joint le geste à la parole pour bien se faire comprendre, serrant les lèvres et se détournant en répétant «pa bo», si la purée du jour ne l'inspire pas. Il ira également chercher ses chaussures en disant «Mena» pour vous proposer une jolie promenade.

La relation à l'autre

À partir de 2 ans, c'est le développement de sa pensée, sa compréhension du monde, qui vont à la fois permettre et impulser le développement du langage. Chaque enfant communique différemment selon les besoins provoqués par son environnement quotidien : enfant unique ou nombreuse fratrie, parents disponibles ou débordés, nourrice parlant plus ou moins bien la langue maternelle de l'enfant, mode de garde collectif ou non... Tout a une influence, la perfection n'étant pas de ce monde, heureusement, d'ailleurs, car c'est l'inadéquation relative de la réalité qui nous oblige à réagir et à nous exprimer ! Il lui faut donc d'assez bonnes conditions de maternage pour bien se développer et accéder harmonieusement au langage, mais pas pour autant être élevé dans du coton. Le manque lui donne, nous donne à parler.
Jusqu'à 2 ans, les possibilités de compréhension de l'enfant sont bien supérieures à ses possibilités d'expression, c'est-à-dire de parole. Voilà pourquoi il ne faut pas comparer deux enfants du même âge. L'un engrange et peaufine avant de tenter une parole bien construite, en phrases complètes, avec un vocabulaire précis dès 3 ans passés. L'autre est un moulin à paroles qui mange les finales, mais a commencé à 22 mois ! Il s'agit de

démarches différentes, car chacun a un caractère unique, et elles ne prédisent en rien la qualité future du langage : la course à la précocité ne rime à rien. Pas de grand prix récompensant le nombre de mots connus à tel âge!
Le plus important, c'est la qualité de la relation mère enfant, ainsi que la stabilité affective, le climat ambiant. Il faut des stimulations variées, car le bébé est capable d'avoir un système de communication différent selon les personnes qui l'entourent : papa le lance en l'air et l'enfant rit à gorge déployée, réagissant avec tout son corps. Avec sa mère il sera plus attentif aux modulations de la voix; dès qu'il aperçoit son grand frère il peut rire et se raidir, parce qu'il s'attend à être tiré par les pieds sur la moquette. Il faut des stimulations, donc, mais aussi des repères suffisamment stables. D'ailleurs, les enfants élevés en orphelinat, sans nounou de référence pour les aimer et s'occuper personnellement d'eux, accumulent des retards de développement et de langage.

Ce que vous pouvez faire

Un enfant est naturellement outillé pour parler. L'apprentissage vient à son heure. Stimuler ne signifie pas se transformer en répétitrice forcenée. Ce serait même néfaste,

car votre enfant a surtout besoin d'échanges gratifiants, qui vous font plaisir à tous les deux. Ne serait-ce que quelques dizaines de minutes par jour, autour du jeu, du bain, ou de la préparation du repas.
Il ne s'agit surtout pas de lui faire répéter des mots, des sons, des phrases ! Adressez-lui des phrases courtes, des mots simples, pour qu'il vous comprenne bien. Ne parlez pas trop vite, ni à plusieurs enfants en même temps : adaptez-vous à lui au moins une fois dans la journée. Consacrez-lui donc un moment, faites quelque chose qu'il aime et prenez-y plaisir vous aussi : inventer des jeux pendant le bain, lire une histoire, construire une tour, à vous de trouver. Si vous avez peu de temps le soir, associez votre enfant à la préparation du repas. Une fois qu'il est installé près de vous, à portée de voix, donnez-lui une casserole, une cuillère en bois, pour qu'il vous aide. Expliquez ce que vous faites : «Je mets l'eau à chauffer pour les pâtes, je suis très en retard, ça va est vite prêt. Tu veux mettre quelques pâtes dans ta casserole pour mélanger ?» La plupart des enfants de 2 ans s'intéressent à la préparation du repas, et il y a tant de choses à comprendre, à expérimenter : les ustensiles et leur fonction, les saveurs, le nom des aliments, le cru et le cuit, etc. Bien entendu, si pour vous la cuisine est une corvée, trouvez autre chose dans la maison ! Aide au ménage, au lavage du linge, soins au bébé,

rangement ou dérangement de placards? Tout est passionnant pour le jeune enfant, parce que c'est Papa, ou Maman, qui lui parle et lui fait partager son monde familier.

L'essentiel

- La communication avec l'enfant débute pendant la grossesse.

- Avant même de parler, l'enfant communique, par ses regards, ses mimiques, ses attitudes corporelles... Ne sous-estimez pas ces phases de son évolution.

- La parole vient naturellement à l'enfant. Les parents n'ont rien de spécial à faire pour cela, juste l'entourer d'affection, lui parler et être attentifs à ses messages.

- Un cadre de vie sécurisant favorisera son désir de communiquer.

- Plus les possibilités de communication sont variées, plus le bébé développera une communication riche : son «dialogue» n'est pas le même avec Maman, Papa, Papi, Mamie, son grand frère, sa grande sœur...

Chapitre 2
Il est en retard pour parler

Tout à coup, le couperet semble tomber : « Il est en retard pour parler ! » Mais est-ce certain ? Et d'abord, qui l'affirme ? Vous, sa maîtresse, sa grand-mère ? Observez bien votre enfant avant de vous inquiéter.

Une explosion de langage

En général, entre 2 et 3 ans, le jeune enfant se met à parler, parler. C'est bien simple, on ne peut plus l'arrêter. On a l'impression qu'il apprend dix mots par jour, et ce n'est pas faux ! Il arrive aussi, quelquefois, qu'il marque un temps de pause avant ce grand saut : il a dit ses tous premiers mots et semble s'en contenter. Il est dans une phase de stagnation, qui n'est pas forcément dramatique. Justement, direz-vous sans doute, la question est bien là :

quand faut-il s'inquiéter? Quand cette stagnation devient-elle un retard? Nous allons passer en revue les indices qui vous aideront à évaluer si votre enfant a besoin d'une aide professionnelle, ou simplement d'un peu d'attention dans le cadre rassurant de sa famille. En tout cas, vous avez envie d'y voir plus clair : 2 ou 3 ans, c'est justement l'âge où l'enfant fait son entrée dans une collectivité, que ce soit une crèche ou une école maternelle. Du coup, les possibilités d'échange sont décuplées, et les attentes des adultes à l'égard du langage également. Souvenez-vous, avant de s'exprimer, l'enfant commence par engranger : il écoute. Qu'il ait dit ses premiers mots à 10 mois ou à 18 mois n'a pas d'incidences sur ses futures capacités d'expression. En revanche, il a besoin de moments d'échange spontané dans un climat agréable, même s'ils ne sont pas très longs. Parler est un cheminement qui n'engage pas la seule volonté. C'est vrai quel que soit notre âge. Par exemple, un adolescent fera des progrès incroyables en anglais parce qu'il sera amoureux d'une jeune Anglaise, alors qu'avant il n'apprenait rien avec son vieux professeur rébarbatif. Vous, parents, avez donc un rôle important à jouer, et aucun professionnel ne doit vous le retirer, bien au contraire!

Vous connaissez votre enfant mieux que personne. Vous êtes donc parfaitement compétents pour observer la façon dont il évolue au fil des mois. C'est vous qui allez pouvoir remarquer si quelque chose se met à clocher dans sa façon de communiquer. Tout bébé, il échangeait déjà avec son entourage, et de plusieurs manières. Mais, on l'a vu, il évolue par étapes, à son rythme, et pas forcément à celui que vous souhaiteriez. Cette dynamique constitue un élément fondamental : tant qu'il y a mouvement, élan, vous pouvez probablement mieux accepter les «pauses». Vérifiez qu'il utilise bien son regard et l'ensemble de son corps pour «dire des choses». Sa bouche aussi, bien entendu : il vocalise, commence à chantonner. En même temps, sa personnalité doit s'affirmer. Il boude, éclate de rire, s'oppose, et sait très bien se faire comprendre : on voit tout de suite s'il veut quelque chose, s'il est en colère ou content. De son côté, il comprend ce qu'on lui dit : si vous lui demandez d'apporter son pyjama, normalement il le fait. Sauf s'il n'en a pas envie !

Les attentes des parents

L'enfant perçoit les demandes de ses parents, même quand elles ne s'expriment pas avec des mots. Si vous avez très peu d'exigences, votre enfant peut manquer de stimulation. Il arrive ainsi que des familles soient plus dans l'action que dans l'échange verbal. On se parle peu à la maison, on crie pas mal éventuellement. Les parents ne sont pas mécontents du niveau de langage de leur enfant ; en revanche, la maîtresse, elle, n'en est pas satisfaite. Dans ce cas, un travail avec l'orthophoniste peut faire du bien à tout le monde. L'orthophoniste va aider l'enfant à s'adapter au monde de l'école, elle fait le lien entre famille et scolarité. Par exemple, elle explique aux parents comment lire un livre d'images à l'enfant, en parlant avec lui de ce qui se passe sur les dessins, tranquillement. Il faut simplement combler le décalage entre les attentes de son milieu et celles de l'école, avant que ne se prenne un véritable retard. Au contraire, si vous avez beaucoup d'exigences, si vous corrigez votre enfant dès qu'il prononce mal, vous créez un climat de malaise autour de son langage, ce qui ne va pas l'aider. Même s'il est encore tout petit, vous rêvez déjà qu'il fasse une bonne scolarité, et plus tard Polytechnique. S'il arrive chez l'orthophoniste, c'est que son niveau de langage n'est pas conforme à ce que vous attendez de lui. Il n'est pas en retard, ce sont ses parents qui lui demandent plus qu'il ne peut faire à son âge, et avec ses possibilités à lui ! Le travail de l'orthophoniste consiste alors à dialoguer avec les parents pour soulager la pression qui pèse sur l'enfant, à jouer avec ce dernier pour qu'il retrouve une parole spontanée.

Des situations familiales variées

Selon que l'enfant est une fille ou un garçon, l'aîné ou le cadet, de caractère timide ou expansif, sa situation par rapport au langage n'est pas la même. Nous allons passer en revue ces différents cas de figure. Ils n'entraînent pas forcément un retard de parole, loin de là. Mais si un bambin cumule plusieurs de ces facteurs, ils peuvent finir par lui rendre la tâche plus ardue.

• **Les filles, en général, parlent plus tôt que les garçons.** Souvent, les mères parlent davantage à leurs filles qu'à leurs garçons, qui sont davantage poussés à l'action, à des activités à l'extérieur. Comme la petite fille s'identifie volontiers au modèle que sa mère représente pour elle, elle a plus envie de lui ressembler et sa mère aussi trouve du plaisir à échanger avec elle ! Donc, rien d'étonnant à ce qu'un petit garçon prenne un peu plus son temps que sa grande sœur ou sa cousine sur le chapitre de la parole.

• **Un bébé discret, contemplatif, n'aura pas la langue bien pendue.** C'est sa façon d'être au monde, voilà tout, et il faut la respecter.

• **La place dans la fratrie est un facteur important.** En général, l'aîné est plutôt favorisé. Au début de sa vie, il était le seul interlocuteur enfant de ses parents, qui se sont facilement adaptés à ses besoins de communication, à chaque étape : le parler bébé, la parole pas trop rapide, les mots simples, les intonations chantantes... Pour ses frères et sœurs nés après lui, on n'a pas toujours la possibilité de faire la même chose. De fait, leur parole sera peut-être moins précoce. Ils ont des compensations, heureusement, comme les échanges entre eux. Il se peut que l'enfant du milieu soit le seul à bien comprendre le babil de la petite dernière, tandis que l'aîné discute souvent avec les adultes. Bref, si l'enfant est un garçon timide flanqué d'une aînée pipelette, il cumule les handicaps pour prendre la parole !

Observez au quotidien

Si l'enfant marque une pause dans ses progrès de langage, soyez attentif aux signes indiquant que quelque chose ne tourne pas rond. Il suce son pouce alors qu'il ne le faisait presque plus ? Il dort moins bien ? S'il ne joue pas tout seul, n'a pas de copains, ne vous regarde jamais quand vous lui adressez la parole, si vous avez l'impression que vos paroles glissent sur lui et qu'il s'exprime peu, ne vous dites pas : « Cela va passer ». Au bout de deux ou trois mois sans changement, consultez le pédiatre. Il passera en revue les causes possibles du problème : si l'enfant a eu des otites à répétition, ce qui est très courant, son ouïe a peut-être été atteinte. Il entend moins bien, donc il répond moins aux sollicitations et distingue moins bien les sons. Il peut aussi souffrir d'une maladie passagère, ou se trouver dans une phase un peu dépressive due à des changements : déménagement, divorce, naissance... S'il juge que c'est utile, le pédiatre vous orientera alors vers l'orthophoniste.

Qu'est-ce qui peut, ou doit, être remis sur les rails à la maison, avec ou sans l'aide de l'orthophoniste ? Voici les points à passer en revue pour un enfant de 3 ou 4 ans. Même si vous avez l'impression que ces points n'ont pas de rapport direct avec la parole, ils font partie des conditions favorables ou défavorables à son épanouissement.

• L'enfant s'adapte-t-il bien à la crèche, à la maternelle ? Ou bien traîne-il les pieds chaque matin pour y aller ?

• Est-ce qu'il s'affirme bien ? Un enfant de 3 ans a des goûts et des dégoûts très nets : il aime jouer à la poupée et a horreur de monter sur une balançoire par exemple.

• A-t-il des copains qu'il apprécie ? Il peut être indifférent à certains enfants de son âge, mais dès qu'il voit Marie ou Jules, il entre tout de suite dans un monde de jeux et d'échanges.

• Avez-vous le sentiment de lui consacrer assez de temps ? Il lui est indispensable d'avoir un moment quotidien d'échange spontané, ou de jeu, avec un de ses parents :

on fait la cuisine avec lui, on commente un livre d'images, on chante ses chansons préférées, sans autre motif que le plaisir partagé d'être ensemble.

• Les journées de l'enfant ne sont-elles pas un peu trop longues ? S'il enchaîne la garderie du matin, l'école et la cantine, l'accueil du soir, puis la nounou avant de vous revoir, il peut éprouver une impression d'insécurité, en raison de ces changements de personnes autour de lui, et avoir tendance à se replier. Bien sûr, quand on fait garder son enfant de cette façon, c'est en général qu'on y est contraint. Inutile de culpabiliser, mais prenez conscience de ce que cela implique pour votre enfant, et voyez s'il n'y a pas un changement d'organisation possible, par-ci, par-là.

Que pouvez-vous faire ?

Vous pouvez tout simplement vous rendre disponible. Accordez à votre enfant un peu de temps chaque jour, rien qu'à lui et improvisez des jeux, des échanges. À table, donnez la parole à chacun, sans que la conversation tourne à la lutte pour prendre la parole.

Voici quelques idées pour l'aider à développer son langage : un quart d'heure dans la baignoire à faire des bulles fait travailler le souffle qui sert à produire la voix. Un

moment de devinettes où l'enfant vous pose une question puis à votre tour : vous êtes chacun l'interlocuteur de l'autre. Amusez-vous ensemble à imiter des bruits d'animaux, cette activité développe l'écoute et la reproduction des bruits. Ne jouez pas en pensant au résultat à obtenir ; soyez vraiment avec lui, sans lui faire de remarques sur la façon dont il se tire d'affaire. Sinon, il n'y a plus de plaisir, ni pour lui ni pour vous, donc plus de bénéfice vrai à l'échange.
Quand on vit avec un bout de chou au quotidien, on n'a pas forcément le recul nécessaire pour évaluer son évolution. Si vous avez besoin d'aide, n'hésitez pas à consulter l'orthophoniste.
Le suivi orthophonique est conseillé quand on voit qu'à 3 ans l'enfant ne met pas facilement sa pensée en mots, et en souffre. Il s'énerve, bégaie. Il a vraiment besoin d'être aidé. Si sa mère, ou son père, projette son angoisse sur le « retard » de langage de l'enfant, là aussi il est bon de consulter. Une guidance parentale (*voir* Chapitre 10) permet d'abord de rassurer les parents, donc d'améliorer la communication avec l'enfant et, naturellement, sa parole. On ne comprend rien à ce qu'il dit ? Même si personne n'en pâtit et que seule la maîtresse vous alerte, là aussi l'orthophoniste peut être d'une grande aide.
Pour un enfant entre 4 et 6 ans, une donnée nouvelle intervient : la pression de l'école se fait nettement plus forte.

L'enseignant pense au CP, il se demande si un éventuel retard de langage risque de compliquer l'apprentissage de la lecture. Il est en effet utile de faire un bilan orthophonique lorsque l'enfant, en grande section de maternelle, s'exprime mal, ne dit pas «je» et ne fait que des phrases très simples (il ne dit pas «parce que...»; le jouet «que j'ai vu...»), ou encore, s'il est en retrait de la vie de la classe, s'il est très agité.

L'essentiel

Intéressez-vous à ce que l'enfant a à vous dire, et non à la façon dont il vous le dit.

La perfection du langage est une illusion. L'important est que l'enfant ait plaisir à communiquer; peu à peu, il y mettra les formes.

Si la pression parentale est trop forte, elle peut devenir un frein à l'évolution naturelle du langage.

La souffrance psychologique ou la gêne liée à une difficulté d'expression sont un grand critère de consultation, ne serait-ce que pour réaliser un bilan (une seule consultation).

Chapitre 3
Il articule mal

Il zézaye, zozote, mange la fin des mots. Quand va-t-il enfin « bien » parler? Bien sûr, vous avez raison d'être attentif, mais peut-être faut-il aussi lui laisser du temps. Parler est une opération plus complexe qu'il n'y paraît!

La magie de la voix

Notre cœur fait circuler le sang, nos poumons nous permettent de respirer, nos yeux, de regarder… Mais, pour parler, nous ne disposons pas d'un organe spécifique. La voix en utilise plusieurs, chacun de ces organes ayant par ailleurs des fonctions vitales. Ainsi, on parle d'abord parce qu'on respire : c'est au moment où on expulse l'air des poumons (l'expiration) qu'on peut produire des sons. Les cordes vocales entrent aussi en jeu. Contrairement à ce qu'indique leur nom, ce ne sont pas des « cordes », mais des sortes de lèvres situées

dans le larynx, au niveau de la pomme d'Adam. Quand elles s'accolent, elles produisent un son, un peu comme une trompette. Pour parler, nous nous servons aussi des joues, des lèvres, du larynx, du pharynx, des dents, du nez. Le voile du palais empêche l'air de passer par les narines; «l'articulé dentaire», c'est-à-dire la façon dont se placent les dents du bas et celles du haut, filtre l'air. En utilisant tous ces organes, on peut émettre une centaine de bruits, produits à différents endroits. Ainsi, le (r) roulé vient du fond de la gorge, c'est une vibrante issue des cordes vocales. Le son (p) résulte d'une explosion, quand des lèvres closes sont projetées en avant.
La voix, c'est donc tout cela. On comprend que l'enfant mette du temps à maîtriser parfaitement cette mécanique, et qu'il tâtonne au début.
Certaines maladies ou opérations peuvent avoir des conséquences sur la parole, comme une atteinte neurologique. Ou encore une fente palatine : le palais, qui ferme le haut de la bouche, est atteint, et l'air passe par le nez. Ces cas relèvent d'abord de la médecine, nous n'en parlerons pas dans ce livre. Ce qui ne veut pas dire que l'orthophoniste ne puisse pas les aider, loin de là.

D'où viennent les petits soucis?

Au fur et à mesure qu'il grandit, l'enfant sans problème articule de mieux en mieux. Ses progrès sont réguliers, dénués d'à-coup notable. Il produit de mieux en mieux tous les sons de sa langue, sans que son entourage s'en rende bien compte. Bien sûr, on garde quelques souvenirs attendris de ses petites bourdes, une ou deux anecdotes qui rappellent combien il était mignon quand il était petit : il a dit «pon-yer» à 2 ans, puis à 3 ans il a corrigé tout seul et a prononcé «pompier». À 18 mois, il articulait «Taï» pour appeler sa sœur, un an et demi plus tard il disait tout naturellement «Camille». Personne ne s'est fait de souci pour lui!

Un autre enfant peut marquer des paliers plus nets dans ses progrès. Il stagne sur certaines difficultés articulatoires, alors que ses petits copains n'ont pas ce souci : à 4 ans, il dit encore «tychama», au lieu de «pyjama», et «sisp» pour «chips». Alors, on commence parfois à s'inquiéter. Pourtant, il faut rester patient, comme pour les enfants qui tardent à parler : le vôtre se trompe de point d'articulation pour simplifier le travail de diction. On retrouve d'ailleurs ce phénomène dans la parole rapide des adultes. Ainsi, quand on dit «ch'ais pas» à la place de «je ne sais pas», on se facilite bien le travail articulatoire!

Donc, pas de panique : en général, la majorité des enfants arrive à 8 ans avec une articulation complète, «normale», même s'il y a eu quelques pauses dans la progression. Le problème, c'est qu'il est compliqué de guider l'enfant dans son acquisition articulatoire, parce que ce n'est qu'un des aspects de la langue, et quand on y touche, on risque de perturber tout ce qui allait bien par ailleurs. La pression de l'entourage, ou celle que l'enfant s'inflige lui-même, aggrave souvent la situation au lieu de l'arranger. Car il ne faut pas l'oublier : la parole est d'abord un outil qui permet l'échange entre deux personnes, sur un sujet qui les intéresse. Si on commence à faire attention à la façon dont on parle, on ne pense plus qu'à cela, et le contenu du discours passe au second plan. Votre enfant se plaint que, cette promenade, «c'est to yong» ? Si vous le corrigez tout de suite : «On dit : – C'est trop long, pas yong», il pensera que vous ne vous préoccupez pas de sa fatigue. En fait, les enfants qui arrivent vers l'âge de 8 ans avec des problèmes d'articulation sont souvent ceux à qui l'on a adressé des remarques répétées. Alors, ils ont essayé de faire attention. Mais en faisant attention, justement, on risque de ne plus ouvrir la bouche de façon spontanée, puisqu'on a conscience de «ne pas bien parler». Un problème autrement plus grave qu'un petit défaut de prononciation !

Pourquoi tous ces tracas?

La société ne facilite pas la vie des parents. Les exigences et les modèles affluent, venus des publicités, des voisins, de l'école... On les a si bien intériorisés qu'on se sent coupable de ne pas avoir des enfants parfaits. Sauf qu'un enfant parfait, avec une articulation parfaite, cela n'existe pas (heureusement). On s'inquiète pour des détails. Par exemple, il semble avoir de la bouillie dans la bouche alors que le petit voisin, âgé de 2 ans et demi, parle comme un livre. De plus, dès l'âge de 2 ans et demi ou 3 ans, la pression de l'école prend le relais, et l'on se surprend à s'inquiéter pour l'avenir de notre petit trésor. Si son zézaiement lui posait des problèmes dans ses études, ou dans sa profession plus tard? Franchement, n'est-il pas un peu tôt pour se préoccuper de l'oral du bac? Et, en même temps, il est vrai que la société laisse moins bien passer qu'avant les petits défauts de prononciation. Ils ne font pas sérieux, paraît-il. Pourtant, son chuintement n'a pas empêché Valéry Giscard d'Estaing de devenir président de la République!

Il existe aussi des enjeux d'ordre psychologique. Le «parler bébé» peut avoir un certain charme pour certains parents. L'enfant en est conscient, et peut s'y accrocher un temps, quand la vie lui pose des difficultés. La naissance d'un petit frère ou d'une petite sœur occasionne souvent ce genre de régression. Vous n'avez qu'une chose à faire : accepter ce temps de maturation, qui fait partie de l'évolution normale de cet enfant-là. S'il dit «le ceval», «mes saussettes» «le zus d'oranze», à 5 ans, en grande section de maternelle, alors que vous venez d'accoucher de votre second enfant, l'événement explique facilement sa petite régression naturelle; sans doute vaut-il mieux attendre un peu avant d'intervenir. Ce léger défaut n'est qu'un élément parmi d'autres dans la personnalité d'un petit. Il faut tenir compte de tous les facteurs pour savoir si tout va bien.

Pouce ou tétine?

Il est constamment en train de sucer son pouce et ses doigts et zozotte? Ce n'est pas idéal pour l'évolution de son palais, ni de sa langue. Sans affolement, commencez par regarder comment il s'y prend. S'il le fait de façon «légère», ce n'est pas bien grave. En revanche, s'il appuie sur ses dents et son palais avec son pouce, un doigt solidement accroché à son nez, c'est plus ennuyeux.

La tétine pose un peu le même problème, bien qu'elle déforme moins la bouche que le pouce. Que se passe-t-il dans ces cas-là ? La tétine ou le pouce empêchent les organes de la bouche de franchir les étapes de maturation nécessaires. Normalement, au fil du temps, la mâchoire inférieure part peu à peu en arrière, la langue recule, se muscle, l'enfant ne déglutit plus en sortant la langue, comme quand il tétait. Si cette évolution ne se fait pas vers 6 ans, il faut s'en préoccuper.

Vous l'avez sûrement remarqué : on voit des enfants de plus en plus grands sucer leur pouce en public ou se promener avec une tétine dans la bouche. On voudrait qu'ils grandissent en douceur, sans traumatisme. Et puis ils sont si mignons quand ils sont petits, on a du mal à les voir grandir ! Du coup, la pression éducative est nettement moins forte que dans le passé : les petits gardent une couche plus longtemps, on ne les assomme plus de : « Tiens-toi droit », « Ferme la bouche », « Ne suce pas tes doigts ». Dans un sens, c'est un progrès, bien sûr. Mais grandir, c'est aussi accepter des frustrations pour passer à l'étape suivante, faire son deuil des états précédents. On ne peut pas garder son pouce ou sa tétine dans la bouche toute sa vie.

Vous pouvez aider votre enfant

Attention : surtout, pas de forcing sur le pouce ou la tétine du jour au lendemain ! On ne peut pas venir à bout d'une vieille habitude d'un seul coup. Expliquez à votre enfant ce qui se passe : « Tu sais, quand tu suces ton pouce ou ta tétine, tu te déformes les dents, tu pousses avec ta langue comme quand tu étais bébé, ce n'est pas bon pour toi. » Voyez avec lui quand il a vraiment besoin de sucer son pouce, sa tétine : « Pour t'endormir ? D'accord. Devant la télévision ? Pas forcément. » Passez un contrat avec lui : « Tu essaies de ne pas sucer ton pouce un peu tous les jours de cette semaine, et tu auras une récompense, une sortie de grand. » Vous pouvez aussi lui proposer de compenser en prenant un doudou dans ses bras, par exemple. Dites-lui qu'il a le droit de trouver ses propres solutions ! Dans le même temps, habituez-le à manger des aliments « de grand », qui aident sa bouche à se muscler : des carottes râpées, des haricots verts, du steak non haché, comme ses parents. Si la maman a du mal toute seule avec ce genre de problèmes, le papa doit jouer un rôle, tout en douceur, pour favoriser la sortie de la petite enfance.

Vous voulez qu'il articule bien ? On l'a dit dans le chapitre précédent, vous ne lui rendez pas service en lui faisant constamment répéter un son qu'il ne sait pas produire. C'est même à éviter absolument ! Autre attitude à bannir : parler lentement, syllabe par syllabe, pour lui faire entendre les sons sur lesquels il bute. Vous perdez alors le rythme normal de la parole, et la spontanéité de la communication s'évanouit. En revanche, de temps en temps, vous pouvez répéter un mot en disant : « Regarde comment je fais », et en montrant vos lèvres avec l'index. Il verra ainsi comment vous produisez le *p* de « papillon », quand lui dit « tapillon ». Mais, surtout, résistez à l'envie de le faire répéter après vous pour vérifier. Et arrêtez net dès que vous sentez son désintérêt.

Petits jeux à deux

Quand vous jouez avec votre enfant, il ne pense plus à ses zozotements, aux *p* ou aux *t* qu'il prononce. Il s'amuse et a plaisir à être avec vous. Et là, vous êtes dans la situation idéale pour l'aider, à condition qu'il sente que vous aussi vous vous amusez. S'il vous soupçonne de vouloir lui apprendre à bien parler sans le dire, il se fermera. Amusez-vous donc vraiment en le guidant. Voici des jeux qui touchent à la parole et, qui, mine de rien, peuvent l'améliorer. Proposez-lui d'imiter des bruits

d'animaux : vous dites « Cocorico » ou « Meuh » avec conviction, il reproduit le son, et puis c'est à son tour de proposer. Vous pouvez aussi lui apprendre le bruit du ballon qui se dégonfle, celui du bisou (qui apprend à joindre les lèvres). Dites-lui de gonfler ses joues et appuyez pour les faire dégonfler. Non seulement vous allez rire ensemble, mais il va prendre conscience de la pression de l'air, et de l'explosion que produisent les lèvres quand elles ne sont plus jointes.
Vous pouvez essayer aussi le jeu des grimaces. Vous dites : « Est-ce que tu sais faire ça ? », en lui montrant une épouvantable grimace mettant en jeu la bouche, la langue, les dents, les joues. Il vous regarde et vous imite. Vous lui faites remarquer : « Oui, c'est exactement ça », ou : « Oui, mais tu vois, je mets le doigt sur mon nez et je tire la langue ». Il réussit ? À lui de vous montrer une grimace que vous devez reproduire.
Un jeu s'arrête dès que l'enfant montre un signe de fatigue ou de désintérêt. Mieux vaut cinq minutes par jour de plaisir partagé qu'un forcing qui ne servirait à rien.

Quand passer le relais à l'orthophoniste?

Dans certains cas, l'orthophoniste peut se révéler utile, voire indispensable. Votre seule aide à la maison ne serait peut-être pas suffisante pour aider votre enfant à sortir en douceur de ses soucis de prononciation. Oui, mais « Quand se décider? » vous demandez-vous sans doute. Voici les quatre grands cas de figure où une consultation s'impose, ne serait-ce que pour faire un bilan, dans un premier temps (*voir* Chapitre 10).

• **Votre enfant a 3 ou 4 ans et est à l'école maternelle, en moyenne section.** Le problème, c'est qu'on ne comprend pas grand-chose à ce qu'il raconte : ses paroles ressemblent un peu à de la bouillie. Vous seule, sa maman, vous y retrouvez peut-être, à force de complicité. Mais la communication doit sortir de votre duo : l'enfant scolarisé a besoin de se faire comprendre des autres, de sa maîtresse, de ses copains, sinon il est frustré, s'énerve de son impuissance. Mieux vaut intervenir avant qu'il se sente trop gêné par cette situation. C'est terrible d'avoir plein de choses à dire, une bouche et des connaissances pour le faire, mais des mots que les autres ne reçoivent pas! Son problème vient sans doute d'une accumulation de petits dysfonctionnements de la parole : trop de points d'articulation sont faussés dans sa façon de prononcer, donc on ne le comprend plus. Il confond ou inverse le son (sss) et le son (zzz) ; il ne prononce pas la fin des mots, ce qui donne « cata » pour « cartable » ; il dit « yapin » au lieu de « lapin », etc. Le temps améliorerait certainement les choses en quelques années, mais au prix de beaucoup de gêne, voire de souffrance. L'orthophoniste établira un bilan, probablement suivi d'une prise en charge qui aidera votre enfant à retrouver une parole compréhensible. Un vrai soulagement pour lui !

• **Votre enfant est vif, plein d'envie de s'exprimer et de se faire comprendre.** De plus, il maîtrise de mieux en mieux la syntaxe : il fait des phrases plus longues, plus complexes, avec des pronoms relatifs (« que », « qui »...)... Mais voilà, son problème articulatoire le gêne terriblement, il s'énerve. Plus il fait d'efforts pour bien parler, et plus il risque de perdre le côté spontané de la parole : le plaisir de transmettre du sens à quelqu'un. Il a vraiment besoin d'aide. Il a tant de choses à exprimer, là, tout de suite ! Comme toujours, l'orthophoniste va commencer par un bilan, et estimer si le travail est urgent ou peut attendre un peu, suivant l'âge de l'enfant. Les séances auront pour but de lui redonner le plaisir d'échanger et de se faire comprendre facilement.

• **Votre enfant a eu des otites à répétition?** Ce phénomène assez banal peut avoir des répercussions sur l'ouïe, qu'on ne décèle pas forcément tout de suite : l'enfant est constamment assourdi. Il entend, mais il perd une partie de ce qu'on lui dit. Or, s'il entend mal les sons, il a du mal à les produire lui-même. En cas de doute, prenez rendez-vous avec le généraliste ou le pédiatre qui le suit. Le dialogue entre le médecin et vous permettra de déterminer s'il existe un rapport entre les otites et les difficultés de prononciation. Grâce à des tests, on évaluera l'éventuelle perte auditive. Le médecin vous orientera alors vers l'orthophoniste, qui pourra d'autant mieux aider votre enfant qu'il connaîtra bien son état général.

• **Certains enfants « parlent du nez », on dit qu'ils « nasonnent ».** Les sons qu'ils émettent passent par le nez, soit depuis toujours, soit depuis quelques mois seulement, par exemple à la suite d'une opération des végétations, des amygdales, ou de problèmes dentaires... Dans ce cas, n'hésitez pas à consulter l'orthophoniste, car cela ne s'arrangera pas tout seul. En effet, le voile du palais ne joue pas son rôle, qui est d'empêcher l'air de passer par le nez : soit il ferme mal, soit il ne ferme pas du tout. L'orthophoniste va demander des bilans médicaux, car la prise en charge de ce problème articulatoire doit être globale.

L'essentiel

Un enfant de 4 ans qu'on ne comprend pas bien peut en souffrir. Dans ce cas, il faut demander un bilan.

Il est normal d'avoir une articulation incomplète jusqu'à 6 ans. Donc, pas de comparaison avec le fils du voisin ou avec la grande sœur !

Après 7 ou 8 ans, les défauts d'articulation se figent. À ce moment, il faut vraiment une aide spécialisée.

Chapitre 4
Il bégaie

On remarque forcément quelqu'un qui bégaie. Sa parole se bouscule, il a du mal à se faire comprendre, et il en souffre ! Il ne faut pas laisser un enfant s'enliser dans la gêne, et peut-être l'enfermement. D'autant que la société accepte mal ce genre de handicap.

Qu'est-ce que le bégaiement?

Le bégaiement est un trouble de la réalisation de la parole, qui entrave la communication. L'enfant a du mal à faire sortir les mots de sa bouche : il répète certaines syllabes, bloque sur d'autres, s'interrompt tout à coup à un moment incongru de sa phrase... Sa parole n'est pas fluide, et il est dans une telle tension physique qu'il ne peut pas sortir de son blocage.
Il ne faut pas confondre ce trouble avec le simple bredouillage. Quand on est très énervé, on peut tout à coup

buter sur un mot, répéter une syllabe plusieurs fois : « Tu, tu, tu m'énerves ! » Cela fait partie de la parole « normale » : l'émotion nous submerge et crée une tension qui rejaillit sur la parole. Puis on se calme, et le discours reprend sa fluidité. Le bègue, lui, n'arrive pas à faire baisser la tension, au contraire celle-ci augmente et fait « exploser » la parole. Cette tension fait pression sur ses organes phonatoires, même en l'absence de sentiment ou d'émotion particuliers : « J'je je je. v v v veux une glace à la v v vanille. » Cette bataille constante avec les mots est très difficile à vivre.

Qui peut devenir bègue ?

On trouve des enfants et des adultes bègues dans tous les milieux sociaux et culturels. En tout, on estime qu'ils représentent 1 % de la population. Environ 40 % des bègues ont eu un retard de la parole dans leur petite enfance. Il se peut qu'un facteur héréditaire entre en jeu, même s'il n'explique pas tout. En effet, on retrouve souvent un parent bègue ou ayant eu des difficultés de parole dans les familles concernées.
Les garçons sont beaucoup plus touchés que les filles : on compte trois garçons bègues pour une fille. Il y a plusieurs explications possibles. On sait que les petits garçons

ont un tonus musculaire supérieur à celui des filles, dès la naissance. Et justement, on a vu que le bégaiement vient d'une tension mal maîtrisée. Donc, le candidat au bégaiement est souvent un petit garçon très tonique, plein d'énergie et de volonté dans tout ce qu'il fait, y compris dans sa parole. Il va souvent se battre avec les mots. Si les parents, l'entourage en général, exigent que l'enfant parle bien, le plus tôt possible, il sera encore plus tendu et risque de bégayer davantage !

Quand le bégaiement apparaît-il ?

Il peut apparaître à différents moments de la vie. Voici les trois cas les plus fréquents.

• **L'enfant a 2 ou 3 ans, il maîtrise de mieux en mieux le langage.** Comme sa pensée va plus vite que ses possibilités de parole, il veut dire plein de choses en même temps : cela s'emmêle. À cet âge-là, il est très courant de rencontrer des enfants qui bégaient. Pour la moitié d'entre eux, ce petit trouble va s'estomper au fil du temps. Pour l'autre, il va s'installer. Le problème, c'est qu'il est impossible de savoir à l'avance quels enfants vont s'en sortir tous seuls ou pas. C'est pourquoi il ne faut pas attendre trop longtemps avant de consulter, et surveiller leur évolution.

• L'enfant a environ 6 ans, il entre au CP, à la «grande école». Il quitte la maternelle, et franchit ainsi une étape dont il est conscient : il a peur de ne pas être à la hauteur et se met à bégayer. La pression scolaire n'y est pas étrangère, même si elle n'est pas la cause directe du problème.

• La puberté arrive, le corps change, les relations avec les autres aussi. Il s'agit encore une fois d'un passage, plus compliqué cette fois : l'adolescent se met alors à bégayer. Soit il a déjà bégayé par le passé et cela s'était arrangé, soit le trouble apparaît pour la première fois. Dans les deux cas, il a besoin d'aide, à ce moment où il est particulièrement fragile, et en plein développement.

En quoi est-il ennuyeux d'être bègue?

L'enfant qui bégaie se sent souvent malheureux. Il a du mal à dire ce qu'il veut et à se faire comprendre. Cette difficulté de parole déclenche des sentiments réactionnels : «Je n'arrive pas à bien parler, j'ai honte!» Cet enfant qui se sent honteux de lui-même peine encore plus à échanger avec les autres. Au cours des années, il peut se mettre à préparer ses phrases, ou bannir de son vocabulaire les mots qui commencent par (t) ou par (b), parce qu'il a peur d'achopper sur ces sons-là. Il évite de croiser le regard de son interlocuteur, cherche des trucs pour se calmer, comme compter jusqu'à dix ou se concentrer sur la phrase à dire, au détriment du véritable dialogue ; il peut avoir une peur bleue d'être interrogé à l'école. Cette partie psychologique du trouble est la plus difficile à traiter. C'est pourquoi on recommande d'intervenir le plus tôt possible, avant que ces réactions n'aient le temps de s'installer. Dans le cas du bégaiement, plus vite on voit un orthophoniste spécialisé, mieux c'est.

Vous pouvez aider votre enfant

Vous vous sentez sans doute impuissant devant ce qui arrive à votre enfant, on le comprend. Pourtant, à bien y regarder, ce n'est pas le cas.

Vous pouvez d'abord vous poser une question simple sur votre propre attitude : avez-vous des exigences plus ou moins conscientes sur le « bien parler » ? Si oui, sans le vouloir, vous accentuez son problème, puisque celui-ci est le résultat de trop d'efforts pour bien parler.

Quelles sont les solutions pour faire baisser la tension autour de votre enfant ? Même si cela vous paraît sans rapport direct avec le bégaiement, tous les orthophonistes vous le diront : il y en a un, très clairement. Selon l'âge de l'enfant, les manières de faire peuvent changer, mais l'objectif restera le même : retrouver une ambiance sereine autour de la parole.

Vers 2 ou 3 ans, un tout-petit a besoin de dormir au calme, et sans doute de faire la sieste. Arrangez-vous pour que tout cela soit possible. Si les horaires de ses journées sont trop lourds, trop chargés d'activités, voyez ce que vous pouvez changer pour qu'il retrouve un rythme plus tranquille. Ménagez-vous des temps de détente avec lui : le bain, les petits jeux rituels, le soir ou à d'autres moments. Et quand vous lui parlez, adaptez-vous à son rythme : faites des phrases simples, donnez-lui une seule information à la fois, il y gagnera dans sa propre parole. Il est important également de se mettre à sa hauteur pour garder un contact visuel et quelquefois physique avec le jeune enfant.

Faire baisser la tension autour d'enfants plus grands demande d'autres mesures dans la vie quotidienne. Privilégiez toujours un moment d'échange calme à l'heure du coucher comme dans la journée, quand vous sentez que sa parole perd sa fluidité. Cherchez et bannissez tout ce qui peut exciter l'enfant. Le mieux est de le faire à deux, père et mère ensemble, pour bien cerner la question et se mettre d'accord. La télévision est toujours allumée ? Ne donnez l'autorisation de la regarder qu'à des moments déterminés, pas trop longs. Il joue sans arrêt

à des jeux électroniques ? Là encore, limitez-en l'accès, c'est très important. Veillez à ce qu'il fasse du sport et qu'il s'aère chaque jour, en fonction de ses besoins.
Examinez, enfin, la façon dont se passent les repas. Tout le monde parle en même temps, la télévision est allumée en permanence, le téléphone sonne et l'on se lève de table pour courir répondre ? Stop ! Ménagez-vous des pauses de calme en famille, votre enfant pourra alors prendre la parole dans de bonnes conditions.

Ce qu'il ne faut pas faire

Certaines attitudes peuvent faire souffrir l'enfant bègue, et accentuer son problème... parfois en dépit des meilleures intentions du monde !
Les moqueries peuvent faire des ravages. « Alors, ça se bouscule au portillon ! », remarque un frère, un copain, une grand-mère... L'enfant se dit : « Je parle mal et en plus je suis ridicule. Vraiment, je suis nul ! » Alors, il se replie sur lui-même, et va peut-être éviter de s'exprimer. Non seulement, vous, parents, ne devez pas vous moquer de lui, mais, en plus, vous devez le protéger des moqueries des autres. Expliquez à son entourage que cette attitude lui fait mal : si vous dites à ses copains, à vos autres

enfants, aux adultes qui l'entourent, que leurs moqueries l'atteignent énormément, il y a de bonnes chances pour qu'ils fassent attention, à l'avenir.

On pourrait penser que les conseils, eux, sont utiles. Eh bien non seulement ils ne servent pas à grand-chose, mais ils peuvent même faire plus de mal que de bien ! Vous avez peut-être essayé les encouragements : « Respire, ralentis, parle calmement », lorsque l'enfant se met à bégayer. Ces conseils attirent son attention sur sa manière de parler, chose qu'il ne fait déjà que trop ! Résultat : on ancre encore plus son problème. Même si cela peut être opérant une fois occasionnellement, à terme cette façon de procéder s'avère inefficace.

Parmi les conseils à éviter : « Répète après moi, regarde, ce n'est pas difficile. » Prévenez l'entourage de ne pas le faire non plus : la baby-sitter, la grand-mère qui le garde le mercredi, etc. Cette tentation de faire répéter peut anéantir un travail d'orthophonie de longue haleine.

Mais ne faites pas non plus comme si tout allait bien : le déni ne sert à rien. L'enfant a du mal à parler et tout le monde fait comme si de rien n'était ? Il peut s'imaginer qu'il a une maladie si honteuse qu'on ne veut même pas la mentionner ! Ou bien, que c'est très grave. Bref, il risque d'interpréter votre silence d'une façon terrible et bien pire que la vérité sur sa difficulté.

Ce qui marche

Alors, si on ne peut pas donner de conseils, ni se moquer gentiment, ni faire comme si tout allait bien, quelle attitude adopter ? Une voie très constructive demeure ouverte. Placez-vous en « interlocuteur actif » de l'enfant selon l'expression du Dr François Le Huche : au moment où il se met à bégayer, il faut l'aider à communiquer. Il essaie de dire : « J j j j je v v v v eu prprpr le mmmétr » ? Proposez : « Ah oui, tu veux prendre le métro, c'est ça que tu veux dire ? » L'enfant peut alors acquiescer, ou rectifier si vous n'avez pas bien saisi sa pensée.

À d'autres moments, vous pouvez parler avec lui de son problème de parole, tranquillement : « Tu as du mal avec les mots, en ce moment, hein ? C'est un peu difficile pour toi. » L'enfant est soulagé : il voit que ses parents nomment son bégaiement et continuent à communiquer avec lui. Cela veut dire qu'il est un interlocuteur intéressant, malgré ses « accidents » de parole, qu'on retrouve d'ailleurs chez tout le monde. Dans la foulée, il faut parler à l'enseignant dès la rentrée, pour lui signaler le bégaiement. Sinon, gare aux mauvaises interprétations : un enseignant non informé peut penser en toute bonne foi que l'enfant refuse de parler en classe, qu'il n'a pas appris sa leçon, qu'il ne sait pas lire… Et ces malentendus renforcent le malaise du jeune bègue.

Quand faire appel à l'orthophoniste

Plus l'intervention est précoce, meilleur sera le pronostic : il ne faut surtout pas attendre que le bégaiement s'installe pour demander de l'aide ! Il existe des orthophonistes spécialisés dans ce trouble (*voir* Contacts utiles). Ils se forment continuellement, afin de se tenir informés des nouvelles approches et des dernières techniques de soin.

L'orthophoniste peut très bien intervenir pour un jeune enfant dès 2 ans et demi, s'il bégaie énormément et que le malaise commence à peser. À partir de 4 ans, il est rare que « cela passe tout seul ». Pour un enfant de cet âge, une bonne partie de l'aide va passer par de la guidance parentale (*voir* Chapitre 10). Parfois on prévoit aussi des séances de relaxation. On lui apprend à se détendre, à respirer par le ventre (respiration abdominale) s'il est trop tendu. On l'associe à des jeux : entraîné dans l'interaction avec l'orthophoniste, pris par l'intérêt de l'activité, il oublie ses efforts pour parler et retrouve la capacité d'échanger spontanément.

Chez un enfant de plus de 6 ans, et jusqu'à la puberté, on dit que le bégaiement est « constitué » : pas de doute, l'enfant est bègue. Il faut l'aider par un traitement d'orthophonie, sauf s'il ne ressent pas de gêne : dans ce cas, on peut se contenter de le suivre régulièrement, pour voir comment il évolue. Quand on entreprend un traitement de ce genre, il faut savoir qu'il va être long, généralement plus d'un an. Lorsque le bégaiement s'atténue et perturbe moins l'enfant, on peut interrompre les séances et ne les reprendre qu'ensuite en cas de «rechute». Le bégaiement est une fragilité à surveiller.

Pour les adolescents, c'est-à-dire les enfants pubères, le suivi est très important. Soit ce bégaiement est un trouble ancien qui revient en force, soit il se déclare pour la première fois, suite aux bouleversements qu'il est en train de vivre. Dans un cas comme dans l'autre, une rééducation s'impose. Même si l'adolescent prétend qu'il n'est pas gêné, que tout va bien, ne le croyez pas : il est à une période de sa vie où le regard des autres compte énormément, et son bégaiement peut avoir des répercussions psychologiques importantes (image de soi, relations avec les autres, etc.). Il faut se débrouiller pour le convaincre de consulter. Tenez ses professeurs au courant du problème. Et surtout ne le laissez pas se mettre en retrait des relations sociales, même s'il affirme qu'il n'en souffre pas, car ce n'est pas vrai !

Pour les adolescents, des groupes de parole organisés par les orthophonistes les aident à partager leurs difficultés avec d'autres jeunes dans le même cas.

Le suivi peut prendre plusieurs visages, suivant les besoins : individuel, en groupe, ou les deux à la fois. En individuel, on utilise la relaxation, le travail sur la respiration, des jeux autour de la parole (théâtre, chant...) où intervient toujours l'échange. Car qu'est-ce que la parole, sinon une relation d'échange ?

L'essentiel

- **Il ne faut pas traiter le bégaiement à la légère : c'est un trouble qui, dans de nombreux cas, s'aggrave au fil du temps.**

- **Dans le doute, mieux vaut contacter une orthophoniste spécialisée si l'enfant se met à bégayer de plus en plus (*voir* Adresses utiles).**

- **Les moqueries et les conseils sont à éviter, ils peuvent aggraver la situation.**

- **Les parents ont un rôle important à jouer, en protégeant leur enfant d'un surcroît de stress dans la vie quotidienne et en bannissant les efforts de parole.**

Chapitre 5
Il a du mal à apprendre à lire

Dès l'entrée au CP, l'angoisse monte : va-t-il apprendre à lire assez vite? Officiellement, les enfants ont jusqu'à la fin du CE1 pour y arriver. En fait, l'impatience grandit à toute allure. Celle des parents, nettement plus que celle des enfants. Normal : la lecture tient une telle place dans notre société!

La lecture, toute une histoire

L'entrée au CP suppose le choix d'un cartable, l'adaptation à un nouveau milieu, à de nouveaux copains… Mais en fait l'enjeu est bien plus grand : l'enfant s'apprête à entrer dans le monde de l'écrit. Or, dans notre société, l'écrit est présent partout : sur les affiches, les modes d'emploi, les ordonnances, les chéquiers, les publicités, sans compter les livres et les journaux. Alors, forcément, apprendre à lire est plein de sens pour les parents, indispensable pour les études de leur enfant, et donc pour son avenir. L'angoisse s'en mêle : on est impatient de voir le cher petit déchiffrer son premier texte, s'il ne l'a pas déjà fait en fin de maternelle !

Dans ce contexte, l'enfant peut imaginer la lecture comme un simple exercice, où il faut briller pour vous rassurer. Or, elle n'est pas une fin en soi, mais un outil de communication. La preuve ? Les petits y sont souvent initiés avant même d'apprendre à lire, et certains dès 18 mois repèrent déjà des mots comme « Popi », « Zorro », ou « MacDonald » simplement à la façon dont ils sont écrits : graphisme, couleur, forme générale... Ensuite, tout au long de sa scolarité, l'enfant peaufine cet outil qu'est la lecture. Même adulte, on continue d'apprendre à mieux lire, à mieux comprendre les textes. La lecture est un cheminement. Le plus important est donc d'aider votre enfant à progresser, et non d'évaluer sans cesse où il en est dans ses acquisitions dès le début du CP.

On ne s'en rend peut-être plus compte, par habitude, mais lire est un acte complexe. Il fait appel à la voie visuelle et à la voie auditive, lesquelles ne peuvent fonctionner en harmonie que si elles s'appuient sur l'envie d'accéder au sens. La voie visuelle, c'est savoir reconnaître à l'œil, globalement, des syllabes comme «pa» ou «ba», pour arriver à un déchiffrage correct, puis reconnaître d'un seul coup d'œil des mots comme «panneau», «bateau» et se constituer un stock de mots connus. La voie auditive, c'est comprendre que tel signe écrit correspond à tel son, pouvoir faire le rapport entre les deux, puis associer les sons ensemble. Pour accéder à la lecture, il faut que ces deux façons de décoder les textes ne soient pas dissociées de la compréhension. On le voit bien d'ailleurs quand un jeune enfant déchiffre un mot. Il ânonne «pe-ti», puis il reconnaît le mot et le comprend, alors il le relit comme il le dit d'habitude à l'oral : «petit». Vous qui le regardez faire, vous sentez bien quand il saisit vraiment ce qui est écrit. Chaque enfant entre dans la lecture à sa manière et à son rythme, comme il l'a fait pour la parole. Or, l'école est faite pour des apprentissages collectifs. Ce système vaut pour de nombreux enfants, mais, pour certains, il demeure problématique. Voilà pourquoi respecter le rythme de l'enfant, c'est lui offrir toutes ses chances. D'ailleurs, celui qui a appris à lire très tôt ne deviendra pas forcément meilleur lecteur que celui qui aura appris plus lentement ! Certains vont savoir lire dès le premier semestre du CP, d'autres à la fin de l'année scolaire, et pour d'autres encore, il faudra le CE1 pour bien consolider la lecture, ce qui reste normal.

Quelles sont les différentes méthodes ?

Vous le savez, il existe plusieurs méthodes d'apprentissage de la lecture. On en parle beaucoup, sans toujours savoir ce qu'elles recouvrent au juste.

• **La méthode purement analytique et syllabique** est la plus classique, et la plus ancienne aussi. Une leçon est consacrée au fait que (b) + (a) = (ba), une autre au fait que (b) + (o) = (bo), etc. L'enfant est placé devant de petites phrases fabriquées sur mesure pour l'exercice syllabique telles que : « Papa fume la pipe ». Aussi, cette méthode n'aborde qu'une partie de la lecture, le déchiffrage, et laisse de côté l'attrait du message. Elle a cependant un aspect progressif et concret, qui rassure certains parents. Elle reste d'actualité puisqu'elle est préconisée par l'actuel ministre de l'Éducation nationale pour diminuer le nombre de mauvais lecteurs décelés à l'entrée au collège.

• **La méthode globale**, inventée dans les années soixante, a été très critiquée depuis. Peut-être parce qu'elle n'a jamais été utilisée dans ce qu'elle avait de plus abouti. En effet, elle demande du temps, et une grande confiance en l'enfant, qui doit être très actif et mener lui-même la découverte des correspondances entre lettre et son, avec l'aide de l'enseignant. Dans ce système, l'enfant repère visuellement des mots dans un véritable texte. Quand il en connaît suffisamment, on le guide dans la reconnaissance des sons à partir des mots identifiés. Par exemple, s'il sait repérer le mot «bagage» en le voyant écrit, on va lui montrer comment l'analyser, et que (b) + (a) produisent le son (ba). Cette méthode, qui combine le visuel et l'analytique, a été plus ou moins abandonnée en tant que telle.

• **La méthode dite «naturelle»** n'utilise pas de texte ou de livre comme support de lecture. Les élèves écrivent leurs propres textes, à partir desquels ils vont apprendre à lire, en même temps qu'à écrire. Cette façon de faire, assez marginale, rencontre le scepticisme de nombreux parents, parce qu'elle suppose que l'enfant est capable de produire ses propres outils.

Actuellement, pratiquement toutes les méthodes utilisées sont «mixtes» : elles puisent à la fois dans la méthode analytique et dans la globale. L'enfant doit acquérir et reconnaître globalement des mots outils. Par exemple, on lui demande d'identifier très vite une dizaine de mots («chat», «rat», «est», «avec», «Arthur»...) sans les déchiffrer : il ne sait pas les décomposer en syllabes ou en lettres. On lui demande par ailleurs de reconnaître des sons à l'intérieur de mots, puis de combiner ces sons. Ce type de méthode convient à un grand nombre d'apprentis lecteurs.

Cela dit, toutes les méthodes ont du bon. Ce qui compte, c'est leur adaptation à l'enfant. Et, plus encore, la façon dont les adultes se comportent. Si l'enseignant est compétent, s'il accompagne bien chaque enfant dans son évolution d'apprentissage, ce qui n'est pas facile avec une classe de vingt-cinq élèves, il a de grandes chances de succès, quelle que soit la méthode employée. Il transmet aussi quelque chose de très important : l'intérêt pour les textes. Si on donne l'envie de lire, de comprendre, si on soutient les élèves dans leurs efforts pour y arriver, c'est déjà presque gagné. Imaginez une petite fille qui devine un peu les mots au lieu de les déchiffrer; elle lit «papa dit» au lieu de «papa crie» : elle essaie d'entrer dans l'histoire. Il faudra la guider pour qu'elle n'oublie pas de déchiffrer le bon mot.

Les pièges à éviter

Des facteurs très divers peuvent freiner l'acquisition naturelle de la lecture. Le simple fait de les éviter aidera déjà beaucoup votre enfant! On apprend plus facilement à lire quand le climat affectif est bon. À l'école, cela dépend de l'enseignant. À la maison, cela dépend de vous. Si vous avez un rapport angoissé à la lecture, au savoir ou à l'école, si vous êtes trop exigeant sur ses progrès, par exemple, votre enfant peut avoir peur de vous décevoir. Il va donc se crisper, et se faire une montagne de ce qui pourrait être un plaisir. Par ailleurs, il a besoin que les adultes soient d'accord entre eux. Vous faites des remarques, même anodines, sur la maîtresse, la façon dont elle parle, dont elle est habillée ? Plus grave, vous critiquez ses méthodes de travail devant l'enfant ? Il risque d'en être déstabilisé : « Qui dois-je croire, ma maîtresse ou mes parents ? » Ce doute va ajouter une difficulté relationnelle à celles qu'il rencontre déjà sur son chemin vers la lecture. L'adaptation à l'école primaire peut aussi entrer en ligne de compte. Le fonctionnement n'y est pas le même qu'à l'école maternelle. Ainsi, un enfant qui a besoin d'être très entouré peut avoir la sensation d'y être perdu. S'il est né dans le dernier trimestre de l'année civile, il est très jeune par rapport aux autres enfants de la classe, et risque de se sentir encore plus décalé. Et puis, quand on arrive au CP avant d'avoir 6 ans, on n'a pas forcément la maturité nécessaire pour se concentrer, rester attentif. Si c'est un garçon, s'il a du mal à rester assis sur sa chaise, c'est le profil type de l'élève pas encore prêt à cet apprentissage : il est plein d'énergie, il ne voit pas encore l'intérêt de lire et préfère jouer, il a du mal à s'organiser avec sa trousse, son cahier, ses livres... Que d'efforts il doit déployer pour faire comme les autres ! Il va sans doute en ressentir une gêne peu propice à des progrès rapides.

Les relations entre générations passent aussi par des non-dits. Si votre enfant a des problèmes pour apprendre à lire, interrogez-vous sur la façon dont vous-mêmes avez vécu l'école quand vous étiez petit. Si un papa a raté ses études, si une maman a été dyslexique mais ne le dit pas, son enfant perçoit dans ce silence qu'apprendre à lire n'est pas une chose simple, et que l'enjeu est de taille. Il ne comprend pas de quoi il s'agit exactement, mais il sent qu'il y a un problème et cela le met mal à l'aise. Mieux vaut en parler avec lui, pour qu'il puisse se distancier de votre propre histoire. Interrogez-vous aussi sur vos pratiques actuelles : lisez-vous ? Considérez-vous la lecture comme une activité importante ? Une activité dangereuse ? Certains parents croient plus ou moins consciemment que si leur enfant accède au savoir, il va se détacher de sa famille, de ses origines. Il va grandir, apprendre des choses qu'on n'a peut-être pas envie qu'il sache. Et puis, c'est si agréable qu'il reste petit !

L'enfant a besoin aussi de se situer objectivement dans le fil des générations pour apprendre à lire. Dans la lecture, il y a du sens... dans tous les sens du terme. On lit de gauche à droite et de haut en bas. On lit des textes qui veulent dire quelque chose. Qui sont pleins de références.

Prenons l'exemple du Petit Chaperon rouge : il a une grand-mère et l'enfant a besoin de savoir ce qu'est une grand-mère pour comprendre le conte. Donc de se situer dans sa propre histoire familiale. Certaines choses nous semblent si simples, à nous adultes, que nous oublions parfois de les dire aux enfants. Comment s'écrit son nom de famille ? Quel est le prénom de ses parents ? Non, le prénom de Maman, ce n'est pas « Maman » ! Quel métier exercent son père, sa mère ? Qui vient le chercher à la sortie de l'école, et à quelle heure ? Quel jour de la semaine est-il avec Papa, et quel jour avec Maman, s'ils ne vivent plus ensemble ? Toutes ces informations permettent à l'enfant de se situer dans le temps et l'espace, d'être plus autonome, donc de se préparer à la lecture par la même occasion.

Enfin, des problèmes médicaux peuvent freiner l'apprentissage de la lecture, surtout s'ils ne sont pas dépistés. Il peut s'agir d'une mauvaise vue ou d'une mauvaise audition, de fatigue, d'insomnies. Si des difficultés se présentaient, n'hésitez pas à aborder la question de la lecture avec le médecin qui suit votre enfant.

Comment aider votre enfant?

• **S'il ânonne**, au début du CP, c'est normal. Mais si cela perdure, cela veut dire qu'il ne comprend pas ce qu'il lit. Il ne met pas de sens, il déchiffre, c'est tout. Pour l'aider, montrez-lui avec le doigt la phrase qu'il doit lire, et demandez-lui de la lire dans sa tête; s'il y a des mots qu'il n'arrive pas à lire, qu'il vous les indique du doigt, et vous les lui lirez sans tergiverser. Une fois qu'il a lu toute la phrase intérieurement, il peut alors oraliser : vous verrez, le ton sera parfait, au bout d'un certain temps d'exercices.

• **S'il lit très lentement**, passés les premiers mois d'acquisition, c'est qu'il décode mal : il n'a pas mis en place d'automatismes, c'est-à-dire la reconnaissance visuelle et globale des mots. Il doit donc tout déchiffrer, et c'est épuisant. Il se peut aussi que le texte soit trop difficile pour lui, avec trop de mots nouveaux. Demandez-lui avant de lire de vous montrer ceux qu'il ne connaît pas, phrase par phrase. S'il y en a trop, il ne peut pas lire normalement, puisqu'il ne peut pas accéder à la compréhension, étant trop absorbé par le déchiffrage. Pour l'aider, faites-le lire tous les jours cinq minutes, vacances et week-end compris. Il doit être possible de trouver ces cinq minutes dans l'emploi du temps, et c'est l'une des conditions requises pour que les automatismes de lecture se mettent vraiment en place et soient bien mémorisés. N'hésitez pas à faire appel aux autres membres de la famille, tels les grands-parents, lors des vacances. À une condition encore : que cela ne soit pas vécu comme une corvée, par l'adulte ou par l'enfant. Cette aide a pour but d'accéder au plaisir de lire tout seul. Normalement, les progrès doivent être assez rapides au bout d'un mois ou deux. Au début, pour lui faciliter la tâche, choisissez avec lui des livres ou des journaux contenant beaucoup d'images et peu de texte.

• **S'il inverse ou s'il confond des lettres ou des syllabes** au début de son apprentissage, armez-vous de patience. N'ajoutez pas votre angoisse à ses difficultés. Rectifiez sa lecture en lui montrant l'ordre des sons. Par exemple, s'il lit « avrese » pour « averse », montrez-lui syllabe par syllabe que le son (a) vient en premier, puis le son (vvv), ensuite le son (è) ; le son (rrr) arrive après, et enfin il y a le son (ssse). Vous pouvez aussi prendre rendez-vous avec la maîtresse et lui demander des conseils pour aborder à la maison le déchiffrage des sons et des syllabes.

• **Il n'aime pas lire.** Normal, il a peut-être l'habitude de regarder la télévision, de jouer aux jeux vidéo, et il n'a pas acquis assez de vitesse de lecture pour profiter du plaisir de lire. Jusqu'en CE1 au moins, il faut l'accompagner dans cette activité. Un conseil, restreignez les heures de télévision et de jeux vidéo : ce sont des activités passives, contrairement à la lecture, où il faut créer ses propres images intérieures. Parlez ensemble, à table, de ce qu'il a lu, comme *La disparition des dinosaures*, faites le lien avec des émissions de télévision sur le même sujet, cherchez des documents sur Internet... Dernier conseil : inscrivez-vous à la bibliothèque avec lui et montrez votre intérêt pour les livres, car vous êtes ses modèles n° 1. Vous n'avez pas la possibilité de lire ? Dites alors à votre enfant que vous regrettez de ne pas pouvoir le faire, et organisez-vous pour qu'il puisse accéder, lui, à ce plaisir. Enfin, si l'une ou l'autre de ces difficultés persiste en CE2, il y a peut-être un problème de dyslexie (*voir* Chapitre 6).

Quand aller chez l'orthophoniste ?

Les parents s'inquiètent trop tôt pour beaucoup de petites erreurs qui vont se corriger d'elles-mêmes. Avant 8 ou 9 ans, un enfant qui inverse des lettres, des sons, est sur le chemin normal de son apprentissage de la lecture, lequel implique de faire des erreurs et de les accepter comme un passage presque obligé. Corrigez-le gentiment et sans angoisse. Mais si la lecture devient un sujet de tension à la maison, ou si l'enfant n'est pas à l'aise à l'école, vous pouvez bien sûr consulter pour l'aider à repartir sur de bonnes bases. Le travail de l'orthophoniste consistera d'abord à lui redonner confiance en lui, en lui montrant qu'il sait déjà plein de choses. Si possible, ne consultez pas trop tôt, sauf si votre enfant est vraiment très mal à l'aise au second semestre du CP, et semble prendre la lecture en grippe. Un simple bilan orthophonique pourra alors vous rassurer.

L'essentiel

- **N'oubliez pas que chaque enfant a deux années scolaires pour apprendre à lire : le CP et le CE1.**

- **Respectez son rythme d'apprentissage.**

- **La relation avec l'enseignant est importante, elle garantit une bonne évolution de votre enfant.**

- **Restez dans votre rôle de parent, soutenez votre enfant, sans chercher à prendre la place de l'enseignant.**

Chapitre 6
Serait-il dyslexique ?

« Catastrophe, il est peut-être dyslexique ! » Cette pensée vous fait l'effet d'un tremblement de terre. C'est difficile du point de vue scolaire. Mais par-dessus le marché, la dyslexie est presque vue comme une maladie honteuse. Alors, que faire ?

Dyslexie, pas dyslexie ?

Tout le monde parle de dyslexie dans le milieu scolaire. On a même l'impression que, dans certaines écoles, la moitié des élèves sont suivis pour difficultés de lecture ! Si bien que l'Éducation nationale a fini par s'en soucier : elle commence à former des enseignants à cette question, à ouvrir quelques classes pour dyslexiques... On le comprend : 3 à 6 % des élèves seraient touchés ! Vous suiviez donc avec inquiétude les progrès de votre enfant dans le domaine de la lecture. Pour certains écoliers, il est compliqué d'acquérir le langage écrit et l'orthographe. Bien des éléments entrent en jeu dans ces difficultés : le rôle de l'école, les méthodes d'apprentissage, la prise en compte des troubles spécifiques aux dyslexiques.

La dyslexie, c'est quoi?

La dyslexie est un «trouble d'acquisition spécifique du langage écrit». Elle touche des enfants qui n'ont, par ailleurs, pas de problème de vue ou d'audition, pas de trouble moteur, qui ont un niveau intellectuel global normal et sont donc scolarisés normalement : des enfants qui n'auraient pas dû avoir de difficulté particulière avec la lecture, continuent pourtant à en connaître, et pas seulement dans les premières années où tous apprennent à lire. Beaucoup de scientifiques ont étudié cette question. Selon des recherches en neurobiologie, la dyslexie s'expliquerait par un déséquilibre entre les deux hémisphères du cerveau, le droit et le gauche. Elle serait due à un gène, et transmissible au sein de la famille. Effectivement, il arrive qu'on retrouve des ascendants dyslexiques dans la famille de l'enfant, mais ce n'est pas systématique. Pour le moment, le débat n'est pas tranché.

Et de toute façon, il ne suffirait probablement pas de trouver une nouvelle molécule pour soigner la dyslexie. Plusieurs facteurs entrent en ligne de compte, selon une combinaison qui fait que la dyslexie apparaîtra ou non.

La dyslexie, ce n'est pas...

Attention, toutes les difficultés de lecture rencontrées par un enfant ne relèvent pas de la « dyslexie » ! Par exemple, si votre enfant est en CE1 et lit « satarophe » au lieu de « catastrophe », ne vous en rendez pas malade. De même s'il confond encore le (b) et le (d). En fait, il faut du temps pour devenir vraiment dyslexique. Ce n'est pas la peine de se faire des frayeurs avant que l'enfant soit en fin de CE1 ou en début de CE2, ou en tout cas tant que l'enfant n'a pas atteint 9 ans. Pendant la période d'apprentissage de la lecture, il fait forcément des erreurs, et c'est normal, puisqu'il est là pour apprendre ! Il inverse des lettres quand il lit, confond certains sons, mais tout rentrera vite dans l'ordre, car progressivement la lecture se construit. Il faut de la patience, et ne pas bondir parce qu'il aura lu « drain » au lieu de « train », au CP. Peut-être est-il lent dans ses acquisitions, pas encore très mûr, peu intéressé par la lecture. Mais il va y arriver, c'est une question de temps.

Le plaisir de lire

Quand tout se passe bien, apprendre à lire est un plaisir. Au début, l'enfant déchiffre, et plus ça va, plus il gagne en aisance, car les automatismes se mettent en place. Par exemple, quand il voit le mot «éléphant», il le reconnaît, il ne pense même plus qu'il y a (ph) pour faire le son (fe), et que *a* et *n* donnent le son (an). Il pense à un groupe d'animaux, l'image lui vient tout de suite en tête, en même temps qu'il entend intérieurement les sons, par syllabes, du mot «éléphant». Il n'a donc plus à réfléchir, à observer les lettres et les sons, à découper le mot en syllabes. Plus tard, quand la lecture devient fluide, s'il rencontre un mot inconnu, qu'il n'a jamais croisé, il ralentit légèrement le rythme et revient à la technique du découpage syllabique. Il s'appuie en même temps sur le sens général du texte pour ne pas se tromper. Il change donc de mode de lecture. Prenons le mot «psychologue». L'enfant hésite, puis décompose le mot et se corrige : «Il s'agit bien du mot "psychologue", j'en ai entendu parler, là "cho" se prononce "ko"... » En deux ans environ, toutes ces compétences se mettent en place. Et si des hésitations persistent sur des mots inhabituels, pas faciles à découper, comme «paysan», l'enfant s'appuie sur le contexte pour s'aider. Il a donc de moins en moins d'efforts à fournir, et il arrive en 6e sachant déchiffrer facilement un texte court de lecture courante, qu'il s'agisse d'une recette, d'un mode d'emploi, d'une histoire. Il le comprend et se l'approprie.

Les formes de dyslexie

Le dyslexique, lui, souffre pendant longtemps, un peu ou beaucoup, pour acquérir cet outil de communication qu'est la lecture. Il existe plusieurs formes de dyslexie, de gravité variable. La gêne peut persister jusqu'à l'âge adulte, jusqu'à parfois entraîner un handicap sévère empêchant toute lecture. Une personne d'une intelligence normale, voire remarquable, se trouve alors en difficulté devant le moindre texte et devant le fait de s'exprimer par écrit.

• **Dans environ 60 % des cas, la voie phonologique est touchée :** l'enfant reconnaît plus ou moins des mots globalement, il les a enregistrés, mais il n'arrive pas à déchiffrer correctement les autres, c'est-à-dire à associer un son à une lettre ou à un groupe de lettres. Par exemple, il est en CM1 et n'arrive pas à se souvenir que « ain » se lit (in), il confond « ien » et « oin », il continue à inverser des sons : « blizzard » peut donner « bilraz » à la lecture. Cet enfant-là est intelligent, pas du tout paresseux, mais il n'y arrive pas, malgré les efforts énormes qu'il déploie. Quand il bute sur un mot, le reste du texte ne lui est d'aucune aide. Pour lui, les mots se présentent un peu comme des objets à digérer, et il ne sait par quel bout les prendre. Il est loin de pouvoir construire une image mentale : quand il voit le mot « blizzard », il ne pense pas à du vent, mais à une suite de lettres impossibles à ordonner.

• **Dans le second cas, c'est la voie visuelle qui est touchée :** l'enfant sait plus ou moins déchiffrer les mots, mais le reste des opérations de lecture ne suit pas : il n'arrive pas à se constituer un stock lexical, c'est-à-dire une réserve de mots connus, qu'il n'ait plus besoin de déchiffrer quand il les voit, reconnaissables d'un coup d'œil. Il accède très mal au sens des textes, ne met pas d'intonation, fait des pauses aux mauvais endroits. Sa lecture est toujours laborieuse, même en CM1, et il panique quand on lui pose des questions sur ce qu'il vient de lire.

• **Le troisième cas est le plus difficile, car l'enfant cumule les deux troubles qu'on vient de décrire :** il déchiffre mal, ne reconnaît pas les mots usuels comme « je », « manger », « chat », qu'il devrait connaître parfaitement. Il est donc en grande difficulté, et sa dyslexie l'invalide tant qu'il décroche assez vite du travail scolaire, où presque tout passe par l'écrit.

• **Il existe enfin un type de dyslexie qui peut paraître étrange quand on en est témoin :** l'enfant lit parfaitement bien, il déchiffre sans problème, met le ton, mais il est totalement incapable d'accéder au sens. Si on lui pose une question sur les personnages du texte qu'il vient de lire, par exemple, il ne sait pas du tout les nommer, les décrire.
La diversité des cas de dyslexie montre combien la lecture est un processus complexe. Celui-ci va bien au-delà du déchiffrage, qui semble être la principale difficulté quand un jeune élève arrive au CP.

L'enfant souffre de sa dyslexie

L'enfant dyslexique ne rencontre des difficultés que dans l'accès au monde de l'écrit, mais dans notre société, c'est un vrai problème. Il est intelligent, on l'a dit, et pourtant il subit des moqueries, on le prend pour un enfant retardé, on ne le comprend pas. Et il en souffre. Comme il est intelligent, il tente de masquer sa difficulté : il sent bien qu'il n'est pas comme les autres, qui s'en sortent assez facilement avec les textes. Il a de mauvaises notes, ses erreurs font rire ses copains, alors il perd confiance en lui. Il est obligé de trouver des stratégies pour compenser, mais plus les années passent et plus ça devient difficile : il s'épuise par exemple à tout mémoriser, ou à trouver des repères sur des mots qu'il connaît. Ces efforts peuvent retarder le moment où la dyslexie devient évidente. Ce qui explique que, parfois, on ne met un nom sur le trouble qu'en fin de primaire, voire au collège. En effet, vient un moment d'accélération dans les apprentissages, on demande aux enfants de lire de plus en plus vite, et le dyslexique ne suit plus. Ses notes chutent, il peut même aller jusqu'à déprimer. D'autant qu'il a peur de décevoir ses parents, qui se demandent ce qu'il peut bien avoir, cet enfant si travailleur et si intelligent qui peine, en 6ᵉ ou en 5ᵉ. Il faudrait mener un important travail de reconnaissance globale de la dyslexie, afin qu'elle soit dépistée, et donc traitée, le plus tôt possible, ce qui éviterait à certains enfants de longues souffrances silencieuses.

Reste un aspect de la question à ne pas négliger. Comme la dyslexie représente un désordre dans l'acquisition de la lecture, elle a toujours des composantes psychologiques, en rapport avec la question de la Loi, de la règle. Pour lire, il faut accepter la loi (telles lettres donnent tel son), et en même temps il faut assez de souplesse pour accepter que les règles aient des exceptions, des illogismes. La question est : le dyslexique s'autorise-t-il, inconsciemment, à accéder au sens? Car l'écrit, contrairement à la langue orale, laisse des traces. L'orthophoniste ne peut pas répondre seul à ce type de problème. On peut donc envisager le recours à un psychothérapeute, soit en complément de séances d'orthophonie si elles apportent peu d'évolution, soit après la rééducation. En tout cas, il ne faut pas nier cet aspect psychologique, qui échappe aux techniques de rééducation : l'enfant est acteur dans cette affaire, et sa dyslexie est parfois une façon de masquer d'autres difficultés, plus profondes.

Comment l'aider?

L'enfant dyslexique a absolument besoin d'être soutenu par ses parents, par les enseignants, et de recevoir une pédagogie appropriée. Il a besoin d'entendre que oui, il est intelligent, mais qu'il a une difficulté particulière portant un nom, et qu'il n'est pas le seul à rencontrer ce problème. On sait que ses études secondaires vont lui demander plus d'efforts qu'à un autre élève, mais elles ne sont pas impossibles pour autant. À vous, parents, de trouver les domaines où il réussit et de l'y valoriser : musique, dessin, sport... D'autant que les enfants dyslexiques ont souvent une sensibilité artistique prononcée. On découvre alors parfois qu'ils peuvent s'engager dans une voie d'étude qui n'était pas celle imaginée au départ, mais qui leur convient à merveille. Cela représente tout un chemin à parcourir pour la famille : les parents doivent eux-mêmes le comprendre et l'accepter; puis expliquer la dyslexie à l'entourage, en parler aux enseignants. Car il est très important de faire le lien avec le milieu scolaire. Cette prise de conscience doit être accompagnée d'une prise en charge par l'orthophoniste : il faut enclencher cette rééducation et la tenir dans la durée. S'informer, s'impliquer, trouver les bons créneaux horaires avec l'orthophoniste, tout ceci nécessite des efforts, mais l'enfant en bénéficiera largement. Le jeu en vaut la chandelle !

L'orthophonie, dans les cas de dyslexie, est vraiment une aide indispensable. Le bilan (*voir* Chapitre 10) va permettre de préciser de quel type de dyslexie souffre l'enfant, on a vu que ce terme recouvre des difficultés très différentes. La rééducation risque d'être longue, laborieuse, avec des résultats pas toujours visibles au début. Mais l'œil bienveillant de ce tiers spécialisé va vous aider, vous, parents, à soutenir votre enfant dans ses progrès. En effet, il ne s'agit pas de tout déléguer à l'orthophoniste, mais d'instaurer avec lui un dialogue, qui permettra par exemple d'écouter les conseils, de les mettre en pratique à la maison. Reportez-vous aux pistes pratiques données pour la dysorthographie, car ce trouble est presque toujours relié à la dyslexie (*voir* Chapitres 5 et 7). La méthode de lecture Borel-Maisonny peut aussi se révéler utile. Elle a été mise au point par une orthophoniste qui s'est rendu compte que certains enfants avaient besoin d'un geste pour ancrer la prise de conscience de chaque son. Par exemple, pour le son (pe), l'enfant regarde ce que fait la bouche de l'orthophoniste, qui en même temps ouvre la main pour mimer une explosion. Car le son (pe) est bien un son qui explose entre les lèvres. Ce repère physique aide l'enfant dans la mémorisation : il apprend ensemble et le son, et le geste. La méthode peut être adaptée aux besoins particuliers de chaque enfant. Quand il n'en a plus besoin, il abandonne le geste de lui-même.

L'essentiel

Attendez le CE1, deuxième année d'apprentissage de la lecture pour tous les enfants, avant de faire un bilan orthophonique, si de grosses difficultés de lecture persistent.

On me dit de l'emmener chez l'orthophoniste

- Si une dyslexie a été repérée, ne lâchez pas la rééducation en cours de route : elle est longue, et les progrès ne sont pas toujours rapides. Armez-vous de patience !

- C'est vous, parents, qui devez informer les enseignants, et il est essentiel pour votre enfant que ses difficultés soient connues et reconnues à l'école. Il n'ira pas en parler de lui-même ! Vous pouvez éventuellement proposer aux enseignants un contact avec l'orthophoniste, s'ils en ressentent le besoin.

- On peut vivre avec une dyslexie, faire des études. Le premier rôle des parents est de redonner à l'enfant confiance en lui-même.

Chapitre 7
Il fait plein de fautes d'orthographe

Votre enfant a 9 ou 10 ans, et quand il vous envoie une carte postale de vacances vous êtes atterré par son niveau d'orthographe. Il fait presque une faute à chaque mot. Que se passe-t-il?

De quelle orthographe parle-t-on?

Il existe deux types de fautes d'orthographe :

• **Celles qui se rapportent aux mots d'usage** : par exemple, quand faut-il mettre deux *p* ou un seul, deux *r* ou un seul, comment écrit-on «chariot» et «charrette»? Comment écrit-on le son (in) dans les mots «thym», «atteindre», «craindre»... Dans ce domaine-là, tout le monde fait plus ou moins de fautes, et l'on n'en finit pas d'apprendre, tout au long de sa vie, si on s'en donne la peine. La bonne orthographe, usuelle, vient avec le temps, les lectures, et il ne faut pas hésiter à vérifier dans un dictionnaire quand on a un doute. La preuve? La dictée de Bernard Pivot, qui a connu un immense succès pendant des années.

• **D'autres fautes ont trait à l'orthographe grammaticale :** celle qui régit les accords, par exemple entre verbe et sujet, et qui donne donc la structure de la phrase. Elle permet d'accéder au sens. Ainsi, si l'enfant écrit «Les gentils enfants jouent dans la cour», il a compris que plusieurs enfants jouent. Il a compris aussi que le pluriel se marque par un *s* pour les articles, les noms et les adjectifs, mais que c'est différent pour les verbes, parce qu'ils ont une autre fonction, et qu'ils obéissent donc à d'autres règles grammaticales. L'enfant qui fait ces accords-là sans trop de problème a saisi la structure des phrases et la fonction des différents types de mots.

L'orthographe grammaticale est donc la plus importante des deux. D'ailleurs, quand on ne la maîtrise pas bien, cela se remarque : une lettre rédigée avec de nombreuses fautes d'accord donne une mauvaise image de celui qui l'a écrite. L'orthographe n'a pas seulement une importance scolaire. Elle est aussi un marqueur social à ne pas négliger : on juge souvent les gens à la façon dont ils écrivent!

La langue a une histoire

L'orthographe d'usage n'est pas le résultat de simples hasards. Elle a un sens, qui fait écho à la longue histoire de la langue française. Elle a lentement mué à partir du latin et d'apports du gaulois, passant par divers stades, tels que l'ancien français au Moyen Âge. Chaque mot a évolué pendant ces quelque 1 500 ans. Son orthographe s'est transformée en même temps que sa sonorité, puis a été fixée peu à peu dans des dictionnaires, à partir du XVIe siècle. Ainsi, un même mot latin a pu se transformer différemment selon les contextes, et avoir plusieurs descendants, dont chacun porte à sa façon la marque de son ancêtre. Un exemple ? Le mot latin «*hospitalis*» a donné «hospital» au XIIe siècle; puis le (s) n'a plus été prononcé, laissant une trace écrite sous la forme d'un accent circonflexe dans «hôpital». Mais ce même mot a aussi donné «hospitalier», où le (s) a été maintenu, et continue à s'entendre. L'orthographe d'usage a des aspects pratiques, puisqu'elle permet de ne pas confondre les homonymes : des mots qui se prononcent de la même façon, mais n'ont pas le même sens, et s'écrivent chacun d'une façon différente, comme «hôtel» et «autel».

Malgré toutes ces raisons logiques, on aimerait bien, parfois, que l'orthographe française soit un peu moins compliquée, et l'on attend depuis longtemps *la* réforme mesurée, qui va tout simplifier : aplanir les difficultés, supprimer les exceptions... Pourquoi écrit-t-on « chariot » avec un seul *r* et « charrette » avec deux *r*, alors qu'ils ont la même origine ? La langue a parfois des caprices qui ne répondent pas à la stricte logique ! Les jeunes ont commencé cette simplification, sans doute à l'extrême, avec les textos et les messages sur Internet.

Pourquoi des soucis avec l'orthographe ?

Tout le monde ou presque se plaint de la baisse générale du niveau en orthographe. Le nombre d'heures consacré à cet apprentissage a diminué à l'école, et les exigences en matière d'orthographe sont généralement moindres. En général, de nos jours, on ne fait pas encore faire de dictées notées à des enfants de 6 ou 7 ans. On attend qu'ils soient un peu plus grands.

En CP-CE1, il est normal que l'enfant écrive encore plus ou moins phonétiquement : il n'a pas complètement fait le lien entre les sons et le stock de mots connus qu'il est en train de se constituer par la lecture. Quand il prend la plume spontanément, il ne se sert pas de ces acquis, et pourra écrire par exemple, sans sourciller : « Nantré pa dans ma chenbre. » Ne pas s'inquiéter, cette orthographe rudimentaire va s'améliorer. Pour le moment, l'enfant pense qu'il a quelque chose à écrire, et l'écrit comme il peut. Ce fonctionnement spontané est normal jusqu'en CE1. En fait, il faut beaucoup de temps pour comprendre qu'on n'écrit pas comme on parle : il incombe à l'école de faire acquérir les bases de l'orthographe correcte, grâce aux nombreux exercices systématiques. Il faut environ cinq ans pour espérer des accords corrects et des références orthographiques spontanées, et les choses peuvent encore s'améliorer au collège. Certains enfants n'acquièrent une très bonne orthographe qu'en 4e ou même en 3e ! Alors, enfin, ils écrivent un jour spontanément « N'entrez pas dans ma chambre ». Un bonheur !

Quand réagir ?

Si, arrivé en CE2, votre enfant est toujours en situation d'échec face à l'orthographe, si aucun progrès ne se profile à l'horizon, son problème est peut-être plus important. Il faut donc réagir, et approfondir la question pour savoir s'il est dyslexique (*voir* Chapitre 6), car les problèmes d'orthographe sont une conséquence aux troubles de la lecture chez 95 % des dyslexiques. Dans ce cas, les fautes sont massives : erreurs dans les accords, méconnaissance des mots usuels, fautes de sons, qui ne sont pas même écrits correctement de façon phonétique. Que faire, dans ce marasme ? Consulter un orthophoniste, et très probablement engager une rééducation, car cela ne va pas s'arranger tout seul.

Dans d'autres cas, l'enfant fait principalement soit des fautes d'accord (souvent dans les verbes), soit des fautes usuelles, ce qui ne l'a pas empêché d'apprendre à lire tout à fait normalement. Donc il ne s'agit pas de dyslexie, mais d'une dysorthographie simple. Faites le point avec l'enseignant, demandez éventuellement à votre médecin s'il est utile de prescrire un bilan orthographique chez l'orthophoniste.

L'enfant dysorthographique n'a pas pu tirer profit des leçons de grammaire et de conjugaison, ni des dictées, pour construire l'outil « orthographe ». C'est comme s'il s'agissait pour lui d'un exercice gratuit, sans rapport avec le fait de s'exprimer par écrit. Il a l'impression qu'aucune règle ne régit ce fatras, qui ressemble plus à un loto qu'à la construction d'un savoir : quand faut-il mettre *en*, *am*, *em* ? Cela finit par être désespérant pour les parents, qui ne voient guère de progrès. Pour ces élèves qui se battent avec l'orthographe, la pédagogie mise en œuvre par l'école ne semble pas appropriée.

Le travail chez l'orthophoniste

L'orthophoniste ne répète pas ce qui est fait à l'école, puisque cela ne fonctionne pas bien pour les enfants dysorthographiques. Il travaille en amont, afin d'atteindre des fonctions plus fondamentales : le lien entre le sens et l'écrit. C'est là que se trouve la difficulté, et non à un niveau purement technique.

Voici la description d'une méthode qui donne de bons résultats. L'orthophoniste travaille sur un support écrit que l'enfant choisit parce que le sujet qui y est traité l'intéresse. Cela peut être un article de journal, un livre, un album illustré, une affiche, un programme de télévision, une publicité... L'enfant intervient tout au long des séances, il est véritablement acteur dans la rééducation. Une fois le texte choisi, on le lit, de la façon la plus appropriée aux difficultés de l'enfant : l'orthophoniste le lit seul et l'enfant suit des yeux, ou bien on le lit à deux, ou encore l'enfant lit lui-même. En tout cas, il engrange les mots visuellement. Puis l'orthophoniste demande à l'enfant ce que ce texte lui évoque, et un dialogue s'instaure. Par exemple, si le texte a trait au football : « Moi aussi, je fais du foot ! – Ah oui, dans quelle équipe ? »

On entre donc dans le monde réel de l'enfant, à l'oral. Si l'enfant est un peu plus grand, on peut aussi le faire entrer dans celui de l'adulte orthophoniste, au cours de la conversation : « Moi je n'ai pas fait de foot, les filles en font moins souvent que les garçons. » Le langage est vraiment un outil de communication, on est dans l'échange, un échange bien plus riche que l'enfant ne le pense. Ensuite, l'orthophoniste demande à l'enfant d'écrire une phrase, toujours dans le domaine du texte qui sert de référence à la séance, en l'occurrence le foot. Cette phrase, proposée soit par l'enfant, soit par l'orthophoniste est par exemple : « Demain, je vais au foot avec mes copains. » L'enfant commence à écrire. On le stoppe avant qu'il note un mot avec une faute : on fait passer la réflexion avant l'écriture. On l'interroge : « Connais-tu le mot *demain* ? », « Que vois-tu dans ta tête ? », « *Je*, c'est un mot que tu as sûrement vu plein de fois, tu te souviens ? » ; « *Fais*, comment s'appellent les mots qui disent ce qu'on fait ? Ce sont des verbes, oui, tu dois en connaître d'autres ? » Le but est que l'enfant écrive « je » et non « ge », « fais » et non « fé ». Surtout s'il est dyslexique, il connaît souvent très bien les règles de grammaire, mais il ne fait pas le lien avec des textes qui font sens. C'est donc ce lien qu'il faut rétablir, en passant par des écrits qui l'intéressent vraiment. Pour les mots d'usage, on s'appuie sur l'histoire de la langue : « copain » s'écrit avec « ain », comme « pain », c'est logique, parce qu'à l'origine cela

veut dire « celui avec qui l'on partage le pain ». L'enfant comprend que la langue est porteuse d'une culture, que chaque mot signifie quelque chose.
On continue à progresser de cette manière. Le but est de faire passer une idée simple : « On n'écrit pas comme on entend, on écrit ce qu'on comprend », – (*voir* les livres de François Le Huche cités dans la Bibliographie). Ainsi, si on écrit « fé », on ne fait pas le lien avec l'action. Or un texte un peu long, rempli de ce genre de fautes, devient vite illisible, et aucune image mentale de l'histoire ne peut se mettre en place : en l'occurrence, dans cet exemple, celle d'un groupe de copains qui s'en iront demain jouer au foot.
Les enfants dysorthographiques renâclent souvent devant ce type de réflexion. C'est pourquoi la remise en place de l'outil écrit peut prendre du temps. Il faut que les automatismes s'instaurent, et que l'enfant accepte de mettre du sens.

À la maison aussi ?

Si cela vous semble faisable, à tous points de vue (emploi du temps familial, création d'une atmosphère paisible…), vous pouvez utiliser cette méthode à la maison. Vous

ferez donc écrire une phrase significative pour l'enfant, à condition de respecter quelques règles importantes : il ne faut pas lui poser de question sans donner assez vite la réponse, afin que l'enfant ne se sente pas piégé ; il faut l'obliger à écrire les mots un par un, après y avoir réfléchi. On peut bien sûr le mettre sur la voie. Il y a un beau feu dans la cheminée, l'enfant adore le regarder ? Il décide d'écrire avec vous la phrase « On a allumé du feu ». Demandez-lui par exemple : « Ferme les yeux, as-tu déjà vu le mot "allumer" quelque part ? Si tu mets un *x* à feu on va croire qu'il y en a plusieurs... »
Ce type de réflexion sur le sens de la langue convient aussi tout à fait aux enfants dyslexiques. N'oubliez pas, par ailleurs, de continuer à lire avec l'enfant, en l'encourageant à suivre des yeux pendant que votre doigt glisse de façon fluide sous les lignes – même s'il est déjà assez grand – pour qu'il continue à se constituer un stock de mots usuels. Lisez chacun à votre tour, faites-lui choisir des livres. Tous les moyens sont bons, pourvu qu'ils encouragent la communication et l'entrée dans le sens des textes.

L'essentiel

N'oubliez pas que la maîtrise des règles d'orthographe prend du temps. Il faut souvent plusieurs années avant que leur application soit spontanée.

Si l'enfant de 8 ou 9 ans transcrit toujours les mots phonétiquement, il faut consulter, car cela signifie que la mise en place de l'orthographe ne se fait pas.

L'enfant dysorthographique doit réaliser qu'on écrit ce qu'on comprend, et non ce qu'on entend : les accords de grammaire ont du sens.

Chapitre 8
Il écrit mal

Peu d'enfants ont une jolie écriture à 6 ou 7 ans. La plupart sont encore un peu pataauds : ils écrivent gros ou en pattes de mouche, ont du mal à suivre la ligne, à lier les lettres entre elles... Mais ces petites maladresses de graphisme évoluent souvent toutes seules. C'est même spectaculaire, de mois en mois !

Écrire pour être lu

Tout petits, les enfants baignent dans un monde de signes. La plupart adorent dessiner sur le sable d'une plage, sur une feuille de papier. Laisser des traces, quel plaisir ! À l'école maternelle, d'ailleurs, on dessine beaucoup. Dès la moyenne section, les enseignants préparent les enfants au graphisme, c'est-à-dire aux gestes nécessaires à l'écriture. Car l'écriture vient forcément après le dessin. C'est une trace très particulière : il faut tenir son stylo d'une certaine façon, avoir développé son habileté motrice ; et puis le message a un sens et doit être lisible, contrairement au dessin, qui est libre et peut être interprété comme on veut. Ce code écrit, c'est au CP, vers 6 ans, que l'enfant l'apprend.

L'école accorde moins d'importance à l'écriture qu'autrefois. Du temps de nos arrières grands-mères, une belle écriture était comme une carte de visite, il fallait tracer d'élégantes majuscules, sans parler des pleins et des déliés exécutés à la plume ! Une certaine exigence existe toujours, bien sûr : les enfants apprennent à écrire de façon régulière, sur une ligne droite, à tracer les lettres et à les lier, ce qui leur garantit lisibilité et vitesse. Au CP, il n'est pas si grave d'avoir une écriture maladroite. Ce qu'il faut, c'est qu'elle se normalise au fil du temps. L'enfant doit arriver à transcrire correctement un texte et à être lisible, pour bien apprendre à lire : lire et écrire sont deux tâches complémentaires, qui se mènent en parallèle. L'une ne peut aller sans l'autre.

Est-ce compliqué d'écrire?

Cela peut l'être pour certains enfants. De toute façon, écrire requiert de nombreux savoir-faire ! Il faut tenir son stylo avec trois doigts (le pouce, l'index et le majeur), mais sans crispation, car dans le même temps le poignet doit rester mobile et laisser la main glisser sur la feuille au fur et à mesure que l'écriture avance sur la page. Or on voit certains enfants peiner, raidis dans l'effort. Plus l'enfant est crispé mentalement, plus il va se raidir sur sa feuille. Ces crispations se propagent de ses doigts à son poignet, à son bras, à ses épaules et même à son dos. Ce sont elles qu'il faudra s'attacher à dénouer.

À cette tension s'associe le dessin des lettres : chacune se trace dans un sens bien précis, et se lie aux autres de manière lisible et facile à écrire. Si un enfant ne lie pas les lettres dans le bon sens, il est freiné dans sa vitesse d'écriture, et risque de produire des textes peu déchiffrables. Par exemple, un *o* attaché à un *m* par le bas va ressembler à un *a*, et on va lire le son (an) au lieu du son (on). Les soucis de jambages sont aussi très courants. Essayez donc d'écrire le mot « minimum », si vous ne savez pas dans quel sens faire les « ponts », ni combien de ponts ont le *n* et le *m* ! En règle générale, les lettres se ferment par le dessus, non par le dessous. C'est le cas du *o*, du *a*, du *d*. L'enfant doit aussi comprendre quelles lettres montent, descendent, ou font les deux à la fois, comme le « f » en cursives.

Le miracle est souvent assez rapide : au bout d'une petite année, en général, tout rendre dans l'ordre. Il n'est pas rare de voir un jeune écolier appliqué, peinant encore un peu, soigner son cahier et son écriture en CP. Mais il existe aussi quelques irréductibles, dont l'écriture reste laborieuse, trop peu lisible. Ils font pourtant beaucoup d'efforts – trop, même, pourrait-on dire – car ils ne maîtrisent pas encore la liaison entre les lettres, et n'arrivent pas à garder leur poignet souple. Ces enfants-là sont souvent maladroits dans tous les travaux exigeant une certaine finesse manuelle : ils découpent de travers, dépassent quand ils font un coloriage, collent en en mettant un peu partout. Le «soin» général de leur travail est en jeu. Souvent, encore une fois, on retrouve le même portrait de l'élève en difficulté : un garçon un peu jeune par rapport aux autres, pataud; il possède une énergie débordante qu'il a du mal à canaliser pour exécuter des gestes très fins. En revanche, les petites filles ont souvent plus de facilité dans ce genre de travaux, et comme elles ont du plaisir à avoir un cahier bien propre, elles se révèlent doublement avantagées.

Gauchers et droitiers

Contrairement à ce qu'on a longtemps pensé, être gaucher n'est pas un problème en soi. On peut tout à fait être gaucher et avoir une belle écriture, sans être gêné dans sa rapidité. Néanmoins l'écriture est faite pour les droitiers : comme on va de gauche à droite, on ne peut voir ce qu'on vient juste d'écrire que si l'on utilise sa main droite pour tracer les lettres. Le gaucher, pour obtenir ce résultat, doit imaginer des stratégies qui peuvent paraître curieuses à un observateur non averti. En effet, pour ne pas se cacher à lui-même ce qu'il vient d'écrire, le gaucher tourne sa feuille, parfois presque à l'envers, ou bien il la contourne avec son avant-bras.

Mais au fait, que veulent dire les expressions «être droitier» et «être gaucher» ? Cette latéralisation est une asymétrie d'utilisation de la main, du pied, de l'œil. En l'occurrence, celle qui nous occupe ici est la latéralisation de la main. Certains gauchers peu latéralisés ont des problèmes d'écriture, ou même des problèmes d'organisation générale dans l'espace, qui peuvent perdurer à l'âge adulte : ils font certaines choses avec la main droite, d'autres avec la main gauche, au point de «s'emmêler» et de ne plus savoir par quel bout attraper le réel. Mieux vaut, bien sûr, prévenir ce genre de difficultés. Si un enfant ne sait pas quelle main utiliser, s'il en change tout le temps, c'est qu'il est encore mal latéralisé. Poussez-le, avec tout le tact possible, à utiliser sa main droite, puisqu'on a vu que l'écriture était faite pour les droitiers, et donc plus simple pour eux. D'ailleurs, dans la vie courante beaucoup de choses sont faites pour les droitiers, que ce soit la place du changement de vitesse dans les voitures ou les instruments de musique. Si l'enfant suit ces conseils, tant mieux. Il faut parfois insister un peu pour qu'il les accepte ! Mais on ne peut pas le transformer de force en droitier. S'il refuse, tant pis, n'en faites pas un drame, il sera gaucher, voilà tout.

Pour ceux qui restent « maladroits »

Vous avez patienté, vous avez favorisé l'utilisation de la main droite, mais rien n'y fait : votre enfant écrit toujours d'une manière peu soignée, approximative, et vous commencez à vous inquiéter. Que pouvez-vous faire ?
Vous pouvez surtout l'aider à développer son habileté motrice fine. Les jeux que vous lui proposerez n'auront pas de rapport apparent avec l'écriture, alors qu'en réalité, ils prépareront le terrain de façon très utile. Proposez-lui, par exemple, de dessiner un bonhomme, puis de le découper en suivant bien les lignes du dessin, y compris les courbes. De faire de jolis coloriages sans déborder, d'abord très simples, puis plus compliqués. En fait les possibilités sont multiples, selon les goûts de votre enfant et

les vôtres : coudre un déguisement avec vous, enfiler des perles de plus en plus fines, enfoncer des clous bien droit à l'aide d'un petit marteau, etc.
S'il a toujours une écriture très peu lisible en fin de CE1 ou en début de CE2, mieux vaut faire un bilan pour en connaître les raisons. Certains orthophonistes sont spécialisés dans les questions d'écriture. On utilise, par exemple, un cale-doigts (il en existe pour droitiers et pour gauchers) qui guide les doigts de l'enfant dans la façon de tenir le stylo; on fait aussi écrire sur de grandes feuilles, pour mieux voir le geste d'écriture que l'on va travailler ensuite avec l'enfant. Vous pouvez aussi consulter un psychomotricien. Dans ce cas, sachez que les consultations ne sont pas remboursées, sauf si elles ont lieu dans le cadre d'un dispensaire. Ce praticien dépistera ou non un éventuel retard global de motricité, qui peut être dû à une naissance prématurée, à des problèmes neurologiques... En général, la prise en charge de l'écriture fait partie d'une rééducation générale, dans laquelle on s'intéresse aussi au retard de lecture, aux difficultés de transcription. En tout cas, ne laissez pas un enfant s'enfoncer dans des problèmes d'écriture : passé un laps de temps d'apprentissage raisonnable, ils risqueraient de rendre sa scolarité difficile.

L'essentiel

- L'écrit est destiné à être lu. Il doit donc être lisible !

- Si l'écriture de l'enfant, en CE1, est toujours illisible, il faut réagir.

- Il faut aussi réagir quand l'enfant sue et peine pour arriver à écrire.

- Mieux vaut laisser l'enfant gaucher trouver sa propre façon de tenir le stylo et de placer la feuille.

Chapitre 9
Il a du mal en mathématiques

Des enfants qui ont du mal en mathématiques, ce n'est pas nouveau. Ce qui l'est, c'est le lien fait aujourd'hui entre certaines de ces difficultés et l'orthophonie. On les a rangées sous le nom de « dyscalculie ». Cette pathologie est maintenant reconnue par la Sécurité sociale comme relevant de soins. Votre enfant en est-il atteint ?

Des mathématiques dès le plus jeune âge

Les mathématiques sont une façon de décrire la réalité qui nous entoure. C'est donc quelque chose de naturel, que les jeunes enfants pratiquent souvent avec plaisir. Un petit de 3 ans à qui l'on demande son âge montre spontanément trois doigts, même s'il ne sait pas dire le chiffre correspondant. Il se demande s'il a eu plus ou moins de carrés de chocolat que ses frères et sœurs, ou que ses copains. Il hiérarchise et compare. Il aime classer des jouets ou des friandises par couleur, classer des objets par ordre de taille, chercher des réponses à de petits problèmes. On a peine à croire que ce bout de chou puisse, quelques années plus tard, souffrir de dyscalculie.

La dyscalculie, qu'est-ce que c'est?

Par bien des aspects, la dyscalculie fait penser à la dyslexie (*voir* Chapitre 6). Les enfants qui en souffrent ont une intelligence normale, pas de déficience connue, et pourtant ils connaissent une difficulté persistante dans un domaine précis du savoir. Ici, non pas la lecture, mais les mathématiques. Cette difficulté peut prendre des formes diverses.

• **Un enfant de 9 ou 10 ans bute sur la numération :** on lui laisse le temps de compter, il a une feuille et un stylo pour s'aider, et pourtant il ne peut pas dire si 15 + 7 est plus grand ou plus petit que 15 + 5. En fait, son esprit ne construit aucune représentation concrète des nombres : pour lui, 5 n'évoque pas l'image de cinq bonbons, ou de cinq billes, mais un objet bizarre, mal identifié, dénué de signification en rapport avec la numération.

• **L'enfant est incapable de poser une opération :** il n'arrive pas à apprendre la technique de l'addition, ni celle de la soustraction. Il place mal les nombres sur la feuille, il ne comprend pas le rôle de la retenue, c'est à peine s'il sait où écrire le résultat, qu'il soit juste ou faux par ailleurs.
• **On pose un problème simple à l'enfant** : il n'arrive pas à trouver quel type d'opération il faut utiliser pour le résoudre, par exemple l'addition. « Maman achète trois gâteaux qui coûtent chacun quatre euros. Combien va-t-elle dépenser ? » L'opération à effectuer est une addition : 4 + 4 + 4. Encore faut-il que l'enfant comprenne la logique qui lui permettrait de trouver la réponse. Mais comme il n'arrive pas à se représenter la situation… L'enfant peine à créer une image mentale à partir de laquelle construire une réflexion. Pour résoudre un problème, il faut d'abord comprendre de quoi il parle. Il faut également maîtriser un minimum le vocabulaire des mathématiques : « plus que », « moins que », « autant que », ces termes ont une signification bien précise. L'énoncé est une histoire qui avance dans le temps, qui inclut des données numériques, et conduit à chercher quelque chose : la réponse à une question, qu'on appelle en général la « solution ». Si l'enfant ne saisit pas la structure de la question qu'on lui pose, ni ce qu'on attend de lui dans cette affaire, il ne risque pas d'y répondre.

On le voit, la dyscalculie recouvre donc des difficultés de divers types : numération, capacité à poser une opération, à trouver celle à utiliser pour résoudre un problème, à comprendre l'énoncé. Elle concerne aussi des cas très divers dans leur gravité, de l'enfant qui a simplement raté une étape dans ses apprentissages, jusqu'aux adultes qui seront handicapés dans leur vie de tous les jours.

Tout n'est pas dyscalculie

Un enfant peut avoir des difficultés passagères avec les mathématiques sans pour autant souffrir de vraie dyscalculie. Voici quelques cas où il ne faut pas trop s'inquiéter, mais plutôt s'armer de patience.
Tout d'abord, il faut savoir que pendant les premières années d'apprentissage, on ne peut pas encore parler de dyscalculie : beaucoup d'enfants de CP ou de CE1 ont besoin de redire toute la file numérique pour retrouver un nombre à supprimer, ils comptent sur leurs doigts, ils confondent 60 et 70, 80 et 90, et donnent des réponses à l'emporte-pièce « pour voir si ça marche », sans être en grande difficulté pour autant. En général, on n'est sûr qu'il s'agit bien de dyscalculie que lorsque l'enfant atteint l'âge de 9 ou 10 ans. Jusque-là, il peut faire illusion et l'on

ne se rend pas tout de suite compte qu'il construit des savoirs faussés au départ. Il n'arrive pas à se représenter mentalement qu'un chiffre désigne une quantité fixe, mais tant qu'il reste dans les petits nombres, il arrive à se débrouiller. Il sait mettre une croix dans la case de la bonne réponse, il sait réciter la file numérique de bonne heure jusqu'à 95, même si pour lui cela ne signifie pas grand-chose.

Beaucoup d'enfants un peu trop jeunes, ou bien manquant de maturité, ont encore besoin de manipuler des objets pour se forger une représentation mentale des chiffres. Ils comptent sur leurs doigts pour savoir combien font 3 + 3, ils ont besoin des fameuses bûchettes pour représenter des paquets de dix, les dizaines, car pour eux, compter et faire des opérations nécessitent un support matériel. Ils ne souffrent pas de dyscalculie, ils sont simplement en train d'élaborer leur représentation des mathématiques. Tous les enfants n'arrivent pas en même temps à l'abstraction, malgré le rythme normalisé qu'impose l'école.

On sait que l'affectif joue un rôle très important dans les apprentissages : on apprend un peu « pour faire plaisir à la maîtresse ». C'est plus facile dans un climat de détente où l'on ne se sent pas jugé, mais soutenu. Un enfant qui ne s'entend pas avec l'enseignant, ou le

craint, n'arrive plus à raisonner : il a peur de se tromper, d'être ridicule. Dès qu'il entend le mot «problème», il se crispe, sue, s'agite ou s'endort. Cela n'est pas vraiment de la dyscalculie, et cette inquiétude a toutes les chances de s'arranger l'année suivante, quand il changera d'enseignant. Le même type d'écueil peut se présenter dans le cadre familial. Il a du mal à vous réciter ses tables de multiplication à la maison ? Peut-être a-t-il peur de vous décevoir, et, là encore, il ne mémorise plus, ne raisonne plus.
Dans tous ces cas, les difficultés vont s'estomper au fil du temps, des changements d'enseignant, ou des changements d'attitude de son entourage. Donnez à l'enfant le temps d'évoluer, permettez-lui de manipuler des objets ou de dessiner des bâtonnets pour se représenter ce que les chiffres veulent dire. Et ne pensez pas trop vite qu'il est «nul en maths», comme vous, ou comme son grand-père !

Pourquoi la dyscalculie ?

On ne sait pas trop. Les neuropsychologues émettent des hypothèses qui mettent en jeu la génétique : la dyscalculie serait due à des déficiences cérébrales. Cette théorie se fonde d'abord sur un constat : entre les personnes qui souffrent de dyscalculie grave et celles qui sont atteintes de lésions, on retrouve les mêmes incompétences à calculer ou à raisonner. On se retrouve finalement dans le même cas de figure que pour la dyslexie (*voir* Chapitre 6). Mais cette piste donne peu de solutions pour la rééducation, et le mystère demeure.

Les orthophonistes, eux, interviennent sur le versant linguistique, puisque la dyscalculie a rapport au sens et à la langue. Ils remarquent qu'elle est souvent associée à des problèmes de mémorisation et de spatialisation : l'enfant ne sait pas se situer sur un plan simple, ni dans des rues, ni dans le temps (« Qu'est ce qui vient avant ou après, dans cette histoire ? » puis « dans ce problème ? »), ni dans l'espace de la feuille, donc encore moins avec les nombres et la géométrie.

La dyscalculie peut également avoir des causes psychologiques. Ce serait une façon comme une autre de se demander si « on compte », d'explorer le réel, ou de refuser qu'il existe des règles immuables. Or, en mathématiques, 1 + 1 font toujours 2, ni plus ni moins. L'impossibilité de compter peut puiser sa source dans une histoire familiale cachée, qui concerne l'enfant et le perturbe : il sent confusément que quelque chose lui est masqué, et ce malaise brouille à la fois sa perception de la réalité et son envie d'apprendre, de savoir. Ainsi, une petite fille venue en consultation pour dyscalculie portait le nom du mari de sa mère, mort juste avant sa naissance. Elle croyait que ce monsieur qu'elle n'avait jamais connu était son père. En fait son père biologique était un autre, un amant d'un jour, mais sa mère refusait de le lui révéler. Cette femme vivait de nouveau en couple, avec un homme qui s'occupait peu de la petite fille et que celle-ci appelait pourtant « papa ». Trois hommes, et pas un seul « vrai » papa ? Dans ce cas, combien font 1 +1 + 1 ? Autrement dit, combien la petite fille avait-elle de papas : 0, 1, 2, ou 3 ? Ce cas montre bien les liens entre les mathématiques, le dénombrement, et l'inconscient.

Pour comprendre les mathématiques, il faut aussi pouvoir jouer avec le possible et l'impossible, le probable et l'improbable. La situation de départ d'un problème mathématique est imaginaire, mais elle fait référence à une situation possible. Maman n'a sans doute pas acheté quinze baguettes de pain pour le déjeuner (ce n'est pas impossible, mais peu probable), par contre elle a peut-être dépensé quinze euros chez le boulanger (elle a acheté des gâteaux...). Or certains enfants n'arrivent pas à se projeter dans un énoncé, ou ne savent pas que c'est ce qu'ils doivent faire ! Ils trouvent des résultats incohérents et n'établissent pas le rapport avec ce qu'ils connaissent de la réalité. Pourtant, en mathématiques, l'erreur joue un rôle fondamental : on fait la preuve de la justesse de l'hypothèse, ou du résultat, en revenant à l'énoncé. L'enfant doit comprendre qu'il doit raisonner avec ce qu'il sait en utilisant un schéma, un dessin, une opération, et recommencer si son hypothèse n'est pas confirmée. Il doit aussi y être autorisé par l'enseignant, et par ses parents.

Ce que vous pouvez faire

Qui doit apprendre à compter aux enfants? L'école, bien sûr, mais d'abord vous, parents. Un petit adore compter, surtout des objets appartenant à l'univers des adultes : les casseroles dans la cuisine, le nombre de marches d'un escalier, les spaghettis dans l'assiette, les petites cuillères dans le tiroir... Vérifiez, en vous amusant avec lui, qu'il dénombre bien : s'il compte des cuillères, par exemple, s'il les déplace au fur et à mesure, séparant le tas de celles qui sont déjà comptées de celles qui doivent l'être. Montrez-lui lentement comment vous faites. Approuvez ses réussites et habituez-le à ne pas se sentir déstabilisé s'il commet une erreur. Vous aussi, vous vous trompez quelquefois; d'ailleurs, il vous arrive de recompter pour être sûr. Dites-le lui!

Vous pouvez aussi poser de petits problèmes amusants, liés à la vie de tous les jours : « On est combien à manger ce soir, combien faut-il mettre d'assiettes sur la table ? Et le gâteau, on le coupe en combien de parts ? » Si l'enfant se trompe, donnez-lui la bonne réponse sans le réprimander, pour qu'il trouve tout seul. N'oubliez pas de lui expliquer, de temps en temps, comment vous faites vous-même pour trouver le résultat : « Papa va rentrer tard, il ne mange pas à la maison, donc il y a toi, moi et ta sœur : il faut mettre trois assiettes sur la table. Et si Papi et Mamie étaient là, on serait combien ? »
Rendre la monnaie, faire de la monnaie, ces opérations sont simples pour la grande majorité des adultes : on le fait tous les jours ou presque depuis des années ! Mais pour les enfants, cela ne va pas de soi. À 6 ou 7 ans, on peut dire : « J'ai un billet de dix euros, mais le jouet que je veux coûte sept euros, et je n'ai pas de pièces. Je ne peux donc pas l'acheter. » Il faut expliquer que le billet de dix euros équivaut à dix pièces d'un euro. Il s'agit de valeurs. Donc on va donner le billet à la caissière, qui rendra la monnaie. Ce genre d'exercice pratique est difficile à faire en classe avec vingt-huit élèves, et il est utile d'en prendre l'habitude dans le cadre de la famille.
Apprendre à lire l'heure sur le cadran d'une montre demande aussi du temps et de la patience. On ne

comprend pas en une seule fois la ronde de la petite aiguille et de la grande, que la trotteuse «ne compte pas», hormis pour les secondes.
Les jeux de société peuvent aussi faire des miracles, surtout s'ils sont pratiqués avec plaisir par tous les participants, petits et grands, sans intention pédagogique décelable. On jette le dé, et il faut avancer le pion d'autant de cases qu'il y a de points sur sa face visible. On distribue des cartes : il faut en donner le même nombre à chaque joueur, et jouer quand c'est son tour, dans le sens des aiguilles d'une montre. Les règles sont les mêmes pour tout le monde, il faut les respecter pour pouvoir s'amuser tous ensemble.

Ce que peut l'orthophoniste

Tous les orthophonistes ne s'occupent pas des questions relatives aux mathématiques. Il faut donc s'adresser à un spécialiste agréé. Pour trouver leurs coordonnées, contactez une association de formation (*voir* Contacts utiles). La formation spécialisée est précieuse, car il n'est pas évident de situer précisément les difficultés de l'enfant. Le professionnel fait un bilan assez poussé, passant en revue les différents domaines des mathématiques, tels que la numération ou la résolution de problèmes. Ensuite, il s'appuie sur ce que l'enfant sait faire, et explore les domaines où il achoppe. Il est aussi attentif à l'attitude de l'enfant : manipule-t-il les nombres avec un certain plaisir, ou bien avec désintérêt, voire dégoût ?

L'orthophoniste construit souvent avec l'enfant tout le matériel nécessaire aux séances : pions, pochettes ou maisons pour les ranger et les classer, enveloppes, papiers divers à manipuler, etc. C'est un processus long, mais indispensable, car la rééducation n'a des chances d'être utile que si l'enfant s'y implique activement. C'est pourquoi le rôle de parents est très important : si votre enfant a des difficultés en mathématiques, dialoguez avec lui, expliquez-lui que la rééducation est une chance pour lui, cherchez ensemble ce qui peut le gêner et freiner son implication. Il faut savoir que le plaisir qu'éprouve l'enfant pendant les séances est un facteur de réussite. À l'inverse, plus la gêne vis-à-vis des mathématiques s'est installée en lui, et plus la rééducation sera difficile. D'où l'énorme intérêt du dialogue, pour éviter que l'enfant ne se bloque et participe aux séances trop passivement !

Quant à vous, parents, ne vous attendez pas à des miracles dès la troisième séance. Et surtout, ne confondez pas ce travail de fond avec des cours individuels de rattrapage, centrés sur le programme scolaire. L'orthophoniste travaille sur la logique, le classement, la déduction ; on tente de reconstruire les étapes que l'enfant a pu sauter au fil de ses années d'école. Plus il est âgé, et plus les résultats vont sans doute paraître maigres au début de la prise en charge : si on repart sur les bases de la numération, par exemple, cela n'améliorera pas les notes au prochain contrôle ! Mais, petit à petit, l'enfant y retrouvera la capacité d'envisager les mathématiques avec sérénité, comme une des représentations possibles de la réalité qui l'entoure.

L'essentiel

- **Toutes les difficultés avec les mathématiques ne sont pas de la dyscalculie.**

- **Si votre enfant vous semble perdu en maths, réagissez assez vite, car ensuite il risque de construire des savoirs qui sont faux, et de s'enliser.**

- **Ne le découragez pas en pensant, et en disant, que les maths ne sont pas pour lui : l'intérêt pour cette matière** peut se déclencher soudainement, car il ne s'agit pas d'un manque d'intelligence.

Aidez votre enfant à prendre confiance en lui, et à ne pas perdre pied.

Chapitre 10
Comment ça se passe chez l'orthophoniste ?

On vous a conseillé d'emmener votre enfant chez l'orthophoniste. Maintenant, vous êtes convaincu que dans son cas un conseil serait effectivement bénéfique, voire un suivi. Mais comment fait-on concrètement ? Et en quoi consistent les séances ?

Un parcours balisé

Les parents ne sont pas censés se rendre directement chez un orthophoniste. Ils prennent d'abord rendez-vous avec le médecin qui suit l'enfant habituellement, qu'il soit pédiatre ou généraliste, et lui expliquent leur souci. Cette démarche ne peut être que bénéfique : le médecin écoute, et fait le tri entre les différentes causes possibles des troubles que manifeste son jeune patient.

Il peut ainsi détecter des problèmes d'audition, de stress, de vue, une maladie qui fatigue l'enfant et affecte ses résultats scolaires. Le médecin va aussi être attentif aux conditions de vie de la famille : si les parents déménagent, ou se séparent, il est compréhensible que l'enfant en soit perturbé.

Une fois que le praticien a joué ce rôle de filtre, il peut estimer que l'avis d'un orthophoniste sera utile. Il rédige alors une ordonnance qui prescrit un bilan d'orthophonie, par exemple du langage oral ou du langage écrit, c'est-à-dire la lecture. Avec cette ordonnance, vous pouvez prendre rendez-vous chez un ou une orthophoniste.

Vous vous trouvez maintenant devant une nouvelle question : comment choisir l'orthophoniste à qui vous adresser ? Ce choix est très important : il faut que le professionnel et vous instauriez une relation de confiance, afin que le dialogue soit possible. Il faut aussi que l'enfant s'entende bien avec lui, qu'il n'y aille pas à reculons ! Bien souvent, ce choix se fait par le bouche à oreille : vous parlez de votre recherche à des amis, il se trouve qu'ils se sont posé la même question il y a quelque temps, et ils vous indiquent les coordonnées de quelqu'un dont ils sont contents. Ensuite, à vous de vous faire votre propre opinion, bien entendu.

N'hésitez pas à demander conseil au médecin : il connaît votre situation, il connaît aussi les orthophonistes de la région, il pourra donc sans doute vous proposer des noms.
On ne choisit pas seulement une personne. On choisit aussi un système de soins. Il en existe deux. Un certain nombre d'orthophonistes travaillent en libéral, et ont un cabinet en ville où prendre rendez-vous. L'avantage est qu'ils ont en général des horaires plus souples, plus larges aussi, donc adaptables aux besoins de l'enfant. L'inconvénient est que dans ce cas les séances ne sont pas entièrement remboursées par la Sécurité sociale. Si vous n'avez pas de Mutuelle, ou si elle ne couvre pas ce genre de frais, une partie du coût peut rester à votre charge. Mieux vaut donc vous renseigner avant. D'autres orthophonistes travaillent dans des institutions : hôpitaux, dispensaires, CMP (centres médico-pédagogiques), CMPP (centres médico-psychopédagogiques). Dans ce cas, les séances sont intégralement prises en charge par la Sécurité sociale. Mais le temps d'attente est parfois long (plusieurs mois), et les horaires qu'on vous proposera ne conviendront pas forcément à vos besoins ni à ceux de l'enfant. En fait, ils risquent de correspondre au temps scolaire.

La phase du bilan

Vous avez maintenant rendez-vous. Mais vous ne savez pas comment cela va se passer, même si quelqu'un vous l'a déjà un peu expliqué, il est opportun de faire le point. Quel que soit l'âge de l'enfant, et quelle que soit la raison pour laquelle vous avez pris rendez-vous, l'orthophoniste commence par un bilan, on l'a dit. Celui-ci dure une séance, quelquefois deux, pour une durée minimum totale d'une heure. Les parents y sont associés, plus ou moins étroitement. Ils doivent être présents pour donner des renseignements indispensables sur les premiers stades du développement de l'enfant : accouchement, alimentation, sevrage, marche, sommeil et langage. Ils expliquent le mode de garde, donnent un résumé des maladies infantiles, notamment celles de la sphère ORL, qui ont des incidences sur la parole. Si l'enfant est plus grand, on parlera aussi des conditions d'entrée à la maternelle, puis en primaire. Enfin les conditions affectives de la vie de l'enfant seront prises en compte : a-t-il des frères et sœurs plus jeunes ou plus âgés ? Y a-t-il eu des ruptures, des déménagements, un divorce ? Les parents ont-ils vécu des difficultés, des maladies, une dépression, etc. ? Cette première phase du bilan est le meilleur moment pour que vous, parents,

donniez à l'orthophoniste des renseignements sur la vie de l'enfant, son langage, ses relations avec l'école. Les parents n'assistent pas toujours à la suite du bilan. Cela dépend de l'âge de l'enfant et des habitudes de l'orthophoniste. C'est pourtant là que le dialogue doit s'instaurer entre la famille et l'enfant. Si vous n'êtes pas présents, vous aurez au moins un compte rendu des conclusions du professionnel. Mais des relations écrites ne sont pas forcément suffisantes. En effet, il est souvent précieux que les parents s'associent, d'une façon ou d'une autre, à la rééducation qui va éventuellement être mise en place.
Lors du bilan, l'orthophoniste essaye d'évaluer les capacités d'apprentissage et d'évolution de l'enfant en utilisant des batteries de tests étalonnés. Il pose des questions, il observe aussi comment les uns et les autres se comportent pendant la séance : les parents ont-ils tendance à répondre à la place de l'enfant? L'enfant répond-il facilement quand on lui parle? Montre-t-il des signes normaux d'intimidation devant cet étranger qui s'intéresse à lui, ou bien semble-t-il ne pas connaître de barrières? L'orthophoniste utilise de nombreux critères pour évaluer la situation de l'enfant et ses besoins : mémoire, repérage dans le temps et l'espace, compréhension et expression... À l'issue du bilan, soit il propose

une rééducation, soit il estime que ce n'est pas nécessaire, soit encore, il hésite, et peut proposer quelques séances pour se faire une opinion plus précise. Dans tous les cas, il explique aux parents ce qui motive sa proposition et agit en accord avec eux.

Concrètement, suit alors une petite phase de paperasseries : l'orthophoniste adresse un résumé écrit du bilan au médecin qui l'a prescrit, et y joint une proposition de séances de rééducation. À la suite de cela, le médecin rédige la prescription nécessaire à ces séances. Les parents doivent l'envoyer à la Sécurité sociale, accompagnée du bilan, pour « demande d'entente préalable ». L'absence de réponse au bout de dix jours signifie que la demande a été acceptée. En général, le nombre de séances prescrit est de vingt ou trente. Il s'agit d'une sorte de « crédit » de temps : si le problème est résolu en moins de séances, rien n'oblige à les terminer ! Précisons que l'ordonnance du médecin est rédigée au nom de l'enfant : à tout moment, on peut changer d'orthophoniste, ne pas continuer avec celui qui a prescrit le bilan... Cependant un suivi avec le même est bien entendu conseillé.

Une fois la phase administrative terminée, il reste à fixer les modalités pratiques de la rééducation. Il faut trouver un créneau horaire qui convienne à tout le monde, ce qui n'est pas toujours simple, un moment où l'enfant puisse être accompagné au rendez-vous, si possible par un de ses parents, au moins de temps de temps : un moment bien intégré dans son emploi du temps, qui n'empiète pas sur le temps scolaire, ni sur une activité de loisir. Un moment qui ne transforme pas une journée en course folle ! Il s'agit d'un engagement au long cours, puisqu'il y aura en général un ou deux rendez-vous par semaine, d'une durée de trente à quarante-cinq minutes suivant l'âge de l'enfant et sa capacité d'attention. Il est clair que personne ne peut remplacer la volonté des parents d'organiser tout cela. S'ils ne peuvent être présents eux-mêmes, c'est à eux de trouver les solutions pratiques pour que ces rendez-vous aient bien lieu, régulièrement, au moment prévu.

On l'a dit, les parents doivent apporter un soutien à leur enfant. N'hésitez pas à contacter l'orthophoniste de temps en temps, par téléphone ou *de visu*, pour faire le point. C'est utile pour tout le monde : vous pourrez échanger des informations sur son évolution à la maison et pendant les séances. D'un autre côté, au début, acceptez de patienter un peu, environ dix séances, avant que l'orthophoniste puisse vous donner des éléments qui vous permettront d'y voir un peu plus clair.

La guidance parentale

Dans certains cas, l'orthophoniste propose aux parents de jouer un rôle actif dans la rééducation. Cet accompagnement se nomme «guidance parentale». Il peut remplacer les séances avec l'enfant seul, ou les compléter, comme dans les cas de bégaiement. Pour cela, il faut bien sûr que les parents se sentent prêts à s'investir, ce qui n'est pas forcément évident. Toutefois, aider son enfant à évoluer, quand on est assez disponible d'esprit et que l'emploi du temps le permet, peut se révéler gratifiant : on a un rôle à jouer, au lieu de s'en remettre entre les mains du seul «spécialiste». L'orthophoniste devient un tiers qui aide l'enfant à accéder à la parole, ou à la lecture, et non «celui-qui-sait», alors que les parents, eux, ne sauraient pas. La parole et l'écriture appartiennent à tout le monde, et la guidance parentale permet justement de mieux distribuer les compétences de chacun.

Concrètement, une fois tous les quinze jours, ou une fois par mois, les parents sont invités à participer à une séance avec l'enfant. L'orthophoniste peut aussi proposer un programme de petits exercices à faire à la maison. Par exemple, s'il articule mal, lui faire dire «lalala» au lieu de «yayaya»; s'il déglutit encore comme un petit enfant, lui faire avaler sa salive bouche fermée, pour l'habituer à la déglutition secondaire (*voir* Chapitre 3). Au cours des séances de guidance, on fait le point sur les exercices mis en place dans les séances précédentes : comment cela se passe-t-il à la maison ? A-t-on pu faire les petits exercices dans la sérénité ? Pour un enfant bègue, a-t-on réussi à faire baisser la pression autour de lui, à réaménager son emploi du temps (*voir* Chapitre 4). Que dit la maîtresse ? Les parents ont-ils pu instaurer un climat détendu au moment des devoirs ? Même si les conseils paraissent simples, ils sont difficiles à mettre en œuvre, car ils supposent de changer de regard, de position.

Ce qui se passe pendant les séances

Le plus souvent, les parents n'assistent pas à toutes les séances. Vous êtes peut-être intrigués : que peut-il bien se passer derrière cette porte close, quand votre enfant est en rééducation orthophonique ?
Le but du professionnel est de trouver les situations de communication les plus naturelles possibles avec l'enfant. Bien sûr, il est artificiel, par nature, de payer quelqu'un pour parler avec lui, mais une fois cette convention acceptée, il reste une grande marge de liberté. En fonction des besoins de l'enfant, de sa propre personnalité,

de ses compétences, l'orthophoniste peut choisir de travailler à partir du chant, du rythme, de dominos, de jeux de construction, de pâte à modeler, de dessins, etc. Tous les supports de communication sont bons, à partir du moment où ils permettent à l'enfant de progresser sans se raidir dans l'effort.

Quel que soit le support utilisé, la progression, elle, suit toujours la même logique, très précieuse pour l'enfant : on part de ce qu'il sait, de ce qui va bien, pour aller explorer ce qui va moins bien. Le but est de le rassurer : oui, il sait des choses, même si elles ne sont pas bien rangées dans sa tête, même s'il ne s'en sert pas encore. Cette approche est tout sauf une perte de temps : elle aide l'enfant à partir sur des bases saines, et à restaurer son estime de soi. C'est quelquefois sa première expérience d'une relation avec un adulte étranger qui ne le juge pas, qui le considère comme une personne à part entière, et qui communique librement avec lui. Ce temps lui est entièrement consacré, la séance lui appartient. Tout cela est déjà thérapeutique et ouvre les possibilités d'un changement. Par exemple, si un enfant dyslexique photographie correctement les mots (la voie visuelle est alors bien utilisée), on le met en situation de réussite à partir de cette compétence, et on essaye même de lui faire réaliser des progrès dans ce qu'il réussit déjà très bien. En même temps, par petites doses, on lui fait travailler ce qui ne fonctionne pas bien, comme la conscience des sons. Le but est d'aider l'enfant à rééquilibrer ses capacités, pas forcément d'arriver à la perfection!

Une précision : au-delà de ces considérations sur les supports et la méthode, il ne faut pas négliger une autre question : il existe différents courants idéologiques parmi les orthophonistes. Ceci n'est pas forcément dit explicitement, mais conditionne la pratique des professionnels. Ainsi, un orthophoniste très influencé par les neurosciences va aborder les choses autrement qu'un spécialiste orienté vers la psychologie de la communication. Dans le premier cas, on travaille des compétences très ciblées, comme des sons à classer, et on fait des évaluations régulières. Dans le second cas, le travail de l'orthophoniste consiste à impliquer l'enfant, ou l'adolescent, dans sa personnalité profonde. Il doit devenir actif dans sa rééducation, même si au départ il est très fermé. Le travail porte plus sur le sens, et sur l'échange avec l'orthophoniste, dans un dialogue personnalisé.

La fin de la rééducation

La durée du traitement est très variable : elle peut aller de quatre ou cinq entretiens de guidance parentale sans rééducation, à plusieurs années de suivi en rééducation, dans des cas de bégaiement, de dyslexie, de retard important de la parole. Parfois, on fait une pause d'une année, pour reprendre ensuite parce que l'enfant en a de nouveau besoin. En moyenne, il faut compter une année scolaire, soit une trentaine de séances à raison d'une fois par semaine, ou une cinquantaine à raison de deux fois par semaine, selon les cas.

La décision d'arrêter ou de suspendre le traitement se fait en accord avec l'orthophoniste, les parents et l'enfant, s'il n'est pas trop jeune pour exprimer son point de vue. Le but n'est pas d'arriver à la perfection. On cesse d'aider l'enfant quand on estime que l'outil de communication s'est suffisamment amélioré pour que la personne puisse se débrouiller toute seule. Ce n'est pas forcément la fin magique de toutes les difficultés, notamment en cas de dyslexie. C'est pourquoi on garde parfois quelques séances en réserve sur le «crédit» de séances alloué, afin que l'enfant puisse revenir s'il en ressent le besoin.

Parfois, au bout d'une cinquantaine de séances (l'équivalent d'une année scolaire) on constate que les progrès sont faibles. Cela peut arriver dans des cas difficiles de retard de parole ou de dyslexie. Alors, il peut être utile pour l'orthophoniste de faire le point avec un phoniatre, ou de faire un bilan dans un centre spécialisé. Le phoniatre est un médecin spécialiste de la communication. Souvent, il est ORL et a en plus un certificat de phoniatrie. Il peut orienter vers une autre méthode avec un autre orthophoniste, ou vers un autre type de prise en charge : thérapie familiale, psychologue, bilans neurologiques, médicaux ou psychiatriques dans les cas très lourds. Car il peut y avoir un blocage psychologique à traiter et des lésions ou des déficiences non décelées, etc. Mais avant d'envisager cette démarche, il faut commencer par le commencement !

L'essentiel

C'est au médecin que vous devez demander une séance de bilan chez l'orthophoniste, si vous avez un doute ou une inquiétude. Ce bilan ne sera pas forcément suivi d'une rééducation. Mais, si c'est le cas, c'est également le médecin qui la prescrira.

On me dit de l'emmener chez l'orthophoniste

■ Pour la réussite de la rééducation, les relations entre les parents et l'orthophoniste sont essentielles.

■ C'est aux parents de faire le lien avec l'école, donc avec l'enseignant.

Conclusion

Tout le monde parle de l'orthophonie et dans certaines classes, on a presque l'impression d'une épidémie ! C'est la raison pour laquelle nous avons écrit ce livre. Nous avons tenté de vous tracer dans les grandes lignes tous les problèmes de langage, oral ou écrit, que peut rencontrer votre enfant. Et vous avez compris qu'il ne s'agit pas de se précipiter en foule chez «le spécialiste», mais de comprendre ce qui est en jeu pour intervenir à temps. Ni trop tôt, ni trop tard.

Dans certains cas, comme vous l'avez vu, votre aide affectueuse et attentive suffira. Il faudra changer de regard sur l'enfant, ce qui implique de ne plus vous fixer sur sa petite difficulté, de ne pas vous acharner à le corriger au risque d'obtenir le contraire du résultat espéré. En revanche, si vous améliorez les conditions d'échange, si vous parlez avec lui et avec l'enseignant de ses difficultés, si vous lui ménagez un emploi du temps où il puisse vivre et apprendre sans stress, vous lui donnerez toutes les chances de saisir le plus important de tout : communiquer avec autrui. Ce qui signifie échanger un message qui a du sens et non surveiller sans cesse la façon pour le faire.

Toutefois, si votre enfant souffre, ne s'en sort pas, l'orthophoniste est là pour vous rassurer, vous orienter, et peut-être vous proposer une prise en charge dans la durée. Même dans ce cas, votre rôle est important. Pour que votre enfant en tire tout le bénéfice, vous devez assurer des rendez-vous réguliers, l'y accompagner autant que possible, discuter avec le professionnel et faire le point avec lui de temps en temps. Si votre enfant a besoin d'aide pour redonner sens aux mots, qu'il ait la chance de vous avoir à ses côtés pour l'accompagner sur ce chemin !

Bibliographie

CHAUVEAU G. et MAYO C., *Il a du mal à apprendre à lire*, coll. « C'est la vie aussi », Albin-Michel, 2004.

CRUIZIAT P. et LASSERRE M., *Dyslexique, peut-être, et après...*, Syros, 2000.

DODSON F., *Tout se joue avant six ans*, coll. « Réponses », Robert-Laffont, 1972, (consulter la 2e partie, chapitre 12 : « L'école se joue à la maison »).

LE HUCHE F., *Le Bégaiement option guérison*, Albin-Michel, 1998.

LE HUCHE F., *Les Apprentissages de la communication : Lire-Écrire-Parler*, Ramsay, 1990.

Des livres à lire avec votre enfant

BAUSSIER S., *Petite histoire des langues*, coll. « Petites histoires des hommes », Syros, 2002.

Pour les enfants à partir de 9 ans et leur famille : un livre très documenté, facile à lire, pour mieux comprendre ce qu'est une langue, comment la parole vient à l'enfant, à quoi sert de parler...

On me dit de l'emmener chez l'orthophoniste

PEF, *La Belle Lisse Poire du prince de Motordu*, coll. « Folio benjamin », Gallimard Jeunesse, 2003.
Une histoire désormais classique, pleine d'humour, sur les mots et leur sens…

J'apprends à lire avec Tibibi, « Cahier des lectures », Magnard. Il existe aussi un CD Rom. Une méthode d'apprentissage pour les enfants qui n'arrivent pas à acquérir la lecture.

Contacts utiles

FNO (Fédération nationale des orthophonistes) : 2, rue des Deux-Gares 75010 Paris. Tél. : 01 40 35 63 75. Site : www.fno.fr

APEDA (Association française des parents d'enfants en difficulté d'apprentissage du langage écrit et oral) : 3 bis, rue des Solitaires 78320 Mesnil-Saint-Denis. Tél. : 01 34 61 96 43.

APB (Association Parole-Bégaiement) : laboratoire de recherche du langage, INSERM, bât Pharmacie-Hôpital de la Salpètrière 75013 Paris. N°Azur : 0810 800 470. Site : www.bégaiement. org

APEDYS FRANCE (Association de parents d'enfants dyslexiques) : 3, impasse de la Pente 95280 Jouy-Le-moutier. Site : www.apedys.org

GEPALM : (Groupe d'études sur la psychopathologie des activités logico-mathématiques.) : 60, Bd Saint-Marcel 75005 Paris. Tél. : 01 47 07 82 11. On peut donc y obtenir des adresses d'orthophonistes qui y ont été formés.

Table

Dans la même collection

Claude Allard et Cécile Dollé
Qu'est-ce qu'il y a à la télé ? – Aider nos enfants dans leur choix

Claudine Badey-Rodriguez et Rietje Vonk
Quand le caractère devient difficile avec l'âge – Aider nos parents sans se laisser dévorer

Dr Patrick Blachère et Sophie Rouchon
Petites infidélités dans le couple – Ça passe ou ça casse ?

Stéphane Bourcet et Isabelle Gravillon
Mon enfant a été agressé – Dans la rue, à l'école, à la maison...

Christine Brunet et Nadia Benlakhel
C'est pas bientôt fini, ce caprice ? – Les calmer sans s'énerver

Dr Dominique-Adèle Cassuto et Sophie Guillou
Ma fille se trouve trop ronde – Que dire, que faire ?

Gérard Chauveau et Carine Mayo
Il a du mal à apprendre à lire – Comment l'aider ?

Dr Stéphane Clerget et Pascale Leroy
Élever un garçon aujourd'hui – En faire un homme, pas un macho !

Dr Stéphane Clerget et Carine Mayo
Les pipis font de la résistance – Comment aider l'enfant à devenir propre ?

Béatrice Copper-Royer et Guillemette de La Borie
Non, tu n'es pas encore ado ! – Les 8-12 ans sont toujours des enfants

Jocelyne Dahan et Anne Lamy
Un seul parent à la maison – Assurer au jour le jour

Dr Patrice Huerre et Laurence Delpierre
Arrête de me parler sur ce ton ! – Comment réagir ?

Ginette Lespine et Sophie Guillou
Surmonter le chômage en famille – Comment rebondir ?

Xavier Pommereau et Laurence Delpierre
En ce moment, mon ado m'inquiète – À tort ou à raison ?

Gérard Poussin et Anne Lamy
Réussir la garde alternée – Profiter des atouts, éviter les pièges

Nicole Prieur et Isabelle Gravillon
Arrêtez de vous disputer ! – Faut-il se mêler des conflits des enfants ?

Emmanuelle Rigon et Marie Auffret-Pericone
Je rassure mon bébé – L'apaiser et l'encourager, de 0 à 2 ans

Myriam Szejer et Marie Auffret-Pericone
L'entrée à la maternelle – Une grande aventure pour l'enfant

Dr Marie-Claude Vallejo et Mireille Fronty
D'abord, t'es pas ma mère – Quelle place pour une belle-mère ?

Gilles-Marie Vallet et Anne Lanchon
Moi, j'aime pas trop l'école – Le comprendre, l'aider

Conception graphique et réalisation : Louise Daniel.
Impression : Bussière en 2006.
Éditions Albin Michel, 22, rue Huyghens, 75014 Paris.
www.albin-michel.fr
ISBN : 2-226-16901-6
N° d'édition : 24224. – N° d'impression : 060977/1.
Dépôt légal : avril 2006.
Imprimé en France.